あなたの病院で働きたい

# 外科医が自然と集まる最高の病院経営

横山 義信

株式会社日本経営センター

# はじめに

はじめまして、フリーランス外科医の横山義信です。

私は、大腸外科手術と大腸内視鏡検査・内視鏡的治療を専門として、今は医局に属さず、自身のスキル一本で病院に勤務しています。この28年もの間、外科手術では、およそ２５００例のキャリアを積みながら、これまで約20の病院に勤務し、外科部長を務めるなどの経歴もあります。

ただ、他の医師たちがきっとそうであるように、私の外科医人生も決して順風満帆だったわけではありません。かつては、大学病院での激務によって一時期うつ状態となり、入院したこともありました。眠れなかった時期は、本当につらい思いをしました。

ドラマや小説などで描かれる外科医の華々しいイメージとは異なり、外科医の現実は実に過酷なものです。手術等による長時間勤務をはじめ、厳しい労働環境にもかかわらず、相対的に考えると実は給料が見合っていなかったり、他の診療科と比べて訴訟リスクが高かったりと、昨今の外科医を取り巻く環境は悪化の一途をたどるばかりです。挙げ句の果て、条件が悪い（キツイ・キタナイ・キビシイ・キケン）からと、外科医を志す医学生は少なくなっています。

こうした事情もあって、外科医の数が年々減少傾向にあることは、医療業界では周知の事実です。何より、外科医不足を解決しないことには、高齢化が急速に進む日本において、病院経営をも揺るがしかねません。人手が足りないために今いる外科医の忙しさが増すばかりでは、医師の病院離れを引き起こす可能性さえあります。ゆくゆくは手術を受けられない〝手術難民〟が生じることになり、深刻な社会問題となっていくことでしょう。

そうならないよう、外科医が置かれている現状の問題点を明らかにし、解決策を講じて、外科医の労働環境を整えていくことは急務です。同時に、外科医の育成も喫緊の課題であり、〝外科医の労働環境改善〟の可能性を模索すると共に〝外科医の素晴らしさ〟を伝えていく必要性があると、私は考えています。

そこで本著では、フリーランス外科医の立場から、外科医が「勤めたい、働きやすい」と思う魅力的な病院について私の考えをお伝えすると共に、現在、外科医不足でお困りの病院経営者の方々に〝外科医が自然と集まる秘訣〟をお伝えしたいと思います。また、外科医の先生方には、ご自身が病院を選ぶ際の参考にしていただければと思います。

本著をきっかけに、外科医を取り巻く環境についてお考えいただき、それぞれに着手できる改善策から取り組んでいただけましたら幸いです。

横山義信

# 目次

## 第2章
## 外科医の雑務が多い→「医療クラークの充実化」が必要です

## 第7章

# 序章　外科医不足が深刻化しつつある現状

## 医師の高齢化と外科医不足に悩まされる日本

厚生労働省が全国的に実施している「医師・歯科医師・薬剤師調査」によると、日本の医師数は1982年の調査以来、年々増加傾向にあります。

最新の調査結果（2016年12月末時点）における医師数は、30万4759人（前回比2・7％増）。そのうち、男性医師の占める割合は78・9％、女性医師は21・1％となっています。ことに女性医師は前回比6・3％増（男性医師は1・7％増）とあって、年々増え続けています。

男女別・年齢階級別に医師数をみると、男性医師は「50〜59歳」が最も多く、次いで「40〜49歳」、「60〜69歳」と高齢化が進んでおり、女性医師は「30〜39歳」をピークに、約5000人ずつ減少傾向にあります。

男女の構成割合では、すべての年齢階級で男性医師が多くを占める中、女性医師の割合は年齢階級が低くなるほど高くなっています。

| | | | 総数 | 29歳以下 | 30～39歳 | 40～49歳 | 50～59歳 | 60～69歳 | 70歳以上 |
|---|---|---|---|---|---|---|---|---|---|
| 医師数（人） | 平成28年（2016） | 総数 | 304 759 | 27 725 | 64 878 | 68 344 | 67 286 | 49 630 | 26 896 |
| | | 男 | 240 454 | 18 128 | 44 523 | 51 726 | 57 179 | 44 590 | 24 308 |
| | | 女 | 64 305 | 9 597 | 20 355 | 16 618 | 10 107 | 5 040 | 2 588 |
| | 平成26年（2014） | 総数 | 296 845 | 26 351 | 64 942 | 67 880 | 67 815 | 43 132 | 26 725 |
| | | 男 | 236 350 | 17 186 | 44 750 | 52 933 | 58 395 | 38 853 | 24 233 |
| | | 女 | 60 495 | 9 165 | 20 192 | 14 947 | 9 420 | 4 279 | 2 492 |
| 対前回 | 増減数（人） | 総数 | 7 914 | 1 374 | △ 64 | 464 | △ 529 | 6 498 | 171 |
| | | 男 | 4 104 | 942 | △ 227 | △ 1 207 | △ 1 216 | 5 737 | 75 |
| | | 女 | 3 810 | 432 | 163 | 1 671 | 687 | 761 | 96 |
| | 増減率（%） | 総数 | 2.7 | 5.2 | △ 0.1 | 0.7 | △ 0.8 | 15.1 | 0.6 |
| | | 男 | 1.7 | 5.5 | △ 0.5 | △ 2.3 | △ 2.1 | 14.8 | 0.3 |
| | | 女 | 6.3 | 4.7 | 0.8 | 11.2 | 7.3 | 17.8 | 3.9 |
| 構成割合（%） | 性・年齢階級別 | 総数 | 100.0 | 9.1 | 21.3 | 22.4 | 22.1 | 16.3 | 8.8 |
| | | 男 | 78.9 | 5.9 | 14.6 | 17.0 | 18.8 | 14.6 | 8.0 |
| | | 女 | 21.1 | 3.1 | 6.7 | 5.5 | 3.3 | 1.7 | 0.8 |
| | 年齢階級別 | 総数 | 100.0 | 9.1 | 21.3 | 22.4 | 22.1 | 16.3 | 8.8 |
| | | 男 | 100.0 | 7.5 | 18.5 | 21.5 | 23.8 | 18.5 | 10.1 |
| | | 女 | 100.0 | 14.9 | 31.7 | 25.8 | 15.7 | 7.8 | 4.0 |
| | 性別 | 総数 | 100.0 | 100.0 | 100.0 | 100.0 | 100.0 | 100.0 | 100.0 |
| | | 男 | 78.9 | 65.4 | 68.6 | 75.7 | 85.0 | 89.8 | 90.4 |
| | | 女 | 21.1 | 34.6 | 31.4 | 24.3 | 15.0 | 10.2 | 9.6 |

資料：厚生労働省「2016年 医師・歯科医師・薬剤師調査」

**≪表1≫**「性、年齢階級別にみた医療施設に従事する医師数」（2016年）

全診療科の平均年齢（男女計、以下同）は49・6歳で、「肛門外科」が58・5歳と最も高く、「救急科」は41・4歳と最も低くなっています（臨床研修医を除く）。また、「病院」、「診療所」それぞれに従事する医師の平均年齢の差も開いており、病院の医師の平均年齢は44・5歳、診療所の医師は59・6歳となっています。

問題は、こうした医師の高齢化や女性医師の早期離職だけではありません。医師全体は増加傾向にあるものの、診療科によって、従事する医師数とその増減の年次推移に明らかな差がみられ、特定の診療科に偏りが生じているのです。

まず従事する主たる診療科別にみると、「内科」の医師が最も多く、全体の20％を占めています。次いで「整形外科」（7・0％）、「小児科」（5・6％）、「外科」は4・7％といった割合です。さらには、医師全体の平均年齢（49・6歳）と比して、「外科」は平均52・9歳と他科よりも高い傾向にあります。

このような状況にあって、今後ますます高齢化が進む日本において、高齢者の手術件数が増えていくことを考えると、外科医の置かれた現状と行く末に懸念を抱かずにはいられません。

| | | 医療施設に従事する医師数(人) | 構成割合(%) | | | 平均年齢(歳) |
|---|---|---|---|---|---|---|
| | | | 総数 | 男 | 女 | |
| 総数[1] | | 304 759 | 100.0 | 100.0 | 100.0 | 49.6 |
| 1 | 内科 | 60 855 | 20.0 | 21.2 | 15.5 | 58.0 |
| 2 | 呼吸器内科 | 5 987 | 2.0 | 2.0 | 1.9 | 44.1 |
| 3 | 循環器内科 | 12 456 | 4.1 | 4.6 | 2.3 | 45.8 |
| 4 | 消化器内科(胃腸内科) | 14 236 | 4.7 | 5.0 | 3.3 | 46.5 |
| 5 | 腎臓内科 | 4 516 | 1.5 | 1.3 | 2.0 | 43.6 |
| 6 | 神経内科 | 4 922 | 1.6 | 1.6 | 1.7 | 46.0 |
| 7 | 糖尿病内科(代謝内科) | 4 889 | 1.6 | 1.3 | 2.6 | 44.6 |
| 8 | 血液内科 | 2 650 | 0.9 | 0.9 | 0.9 | 43.6 |
| 9 | 皮膚科 | 9 102 | 3.0 | 2.0 | 6.7 | 50.5 |
| 10 | アレルギー科 | 162 | 0.1 | 0.1 | 0.1 | 54.8 |
| 11 | リウマチ科 | 1 613 | 0.5 | 0.5 | 0.6 | 43.8 |
| 12 | 感染症内科 | 492 | 0.2 | 0.2 | 0.1 | 42.2 |
| 13 | 小児科 | 16 937 | 5.6 | 4.6 | 9.0 | 50.3 |
| 14 | 精神科 | 15 609 | 5.1 | 5.0 | 5.5 | 51.5 |
| 15 | 心療内科 | 910 | 0.3 | 0.3 | 0.3 | 55.6 |
| 16 | 外科 | 14 423 | 4.7 | 5.6 | 1.3 | 52.9 |
| 17 | 呼吸器外科 | 1 880 | 0.6 | 0.7 | 0.2 | 44.8 |
| 18 | 心臓血管外科 | 3 137 | 1.0 | 1.2 | 0.3 | 45.3 |
| 19 | 乳腺外科 | 1 868 | 0.6 | 0.5 | 1.1 | 47.2 |
| 20 | 気管食道外科 | 84 | 0.0 | 0.0 | 0.0 | 42.6 |
| 21 | 消化器外科(胃腸外科) | 5 375 | 1.8 | 2.1 | 0.5 | 46.2 |
| 22 | 泌尿器科 | 7 062 | 2.3 | 2.8 | 0.6 | 49.5 |
| 23 | 肛門外科 | 443 | 0.1 | 0.2 | 0.1 | 58.5 |
| 24 | 脳神経外科 | 7 360 | 2.4 | 2.9 | 0.6 | 49.5 |
| 25 | 整形外科 | 21 293 | 7.0 | 8.4 | 1.6 | 51.1 |
| 26 | 形成外科 | 2 593 | 0.9 | 0.8 | 1.2 | 43.2 |
| 27 | 美容外科 | 522 | 0.2 | 0.2 | 0.2 | 45.9 |
| 28 | 眼科 | 13 144 | 4.3 | 3.4 | 7.8 | 51.8 |
| 29 | 耳鼻いんこう科 | 9 272 | 3.0 | 3.0 | 3.1 | 52.3 |
| 30 | 小児外科 | 802 | 0.3 | 0.3 | 0.2 | 44.5 |
| 31 | 産婦人科 | 10 854 | 3.6 | 2.9 | 6.0 | 50.3 |
| 32 | 産科 | 495 | 0.2 | 0.1 | 0.3 | 45.9 |
| 33 | 婦人科 | 1 805 | 0.6 | 0.5 | 1.0 | 57.6 |
| 34 | リハビリテーション科 | 2 484 | 0.8 | 0.8 | 0.9 | 53.9 |
| 35 | 放射線科 | 6 587 | 2.2 | 2.1 | 2.5 | 45.8 |
| 36 | 麻酔科 | 9 162 | 3.0 | 2.3 | 5.5 | 44.0 |
| 37 | 病理診断科 | 1 893 | 0.6 | 0.6 | 0.8 | 49.3 |
| 38 | 臨床検査科 | 613 | 0.2 | 0.2 | 0.2 | 57.3 |
| 39 | 救急科 | 3 244 | 1.1 | 1.2 | 0.6 | 41.4 |
| 40 | 臨床研修医 | 16 701 | 5.5 | 4.7 | 8.4 | 27.9 |
| 41 | 全科 | 252 | 0.1 | 0.1 | 0.0 | 48.4 |
| 42 | その他 | 3 998 | 1.3 | 1.3 | 1.5 | 51.7 |

資料：厚生労働省「2016年 医師・歯科医師・薬剤師調査」

※複数の診療科に従事している場合の主として従事する診療科と、1診療科のみに従事している場合の診療科である。
1)「総数」には、主たる診療科不詳、診療科不詳を含む。

**≪表2≫**「主たる診療科別にみた医療施設に従事する医師数及び平均年齢」(2016年)

続いて、特定の診療科における医師の偏在をみていきましょう。

前述の通り、「内科」、「整形外科」の医師数は多く、年々増え続けているのは、「精神科」、「放射線科」。これまで減り続けてきたのは、「外科」、「産科・産婦人科」です。産科・産婦人科は徐々に持ち直してきていますが、外科は依然、減少傾向にあります。ここ20年で最も落ち込んだ２００６年から２０１２年にかけて、少しずつ回復の兆しはみられたものの、２０１２年以降は再び減少に転じています。

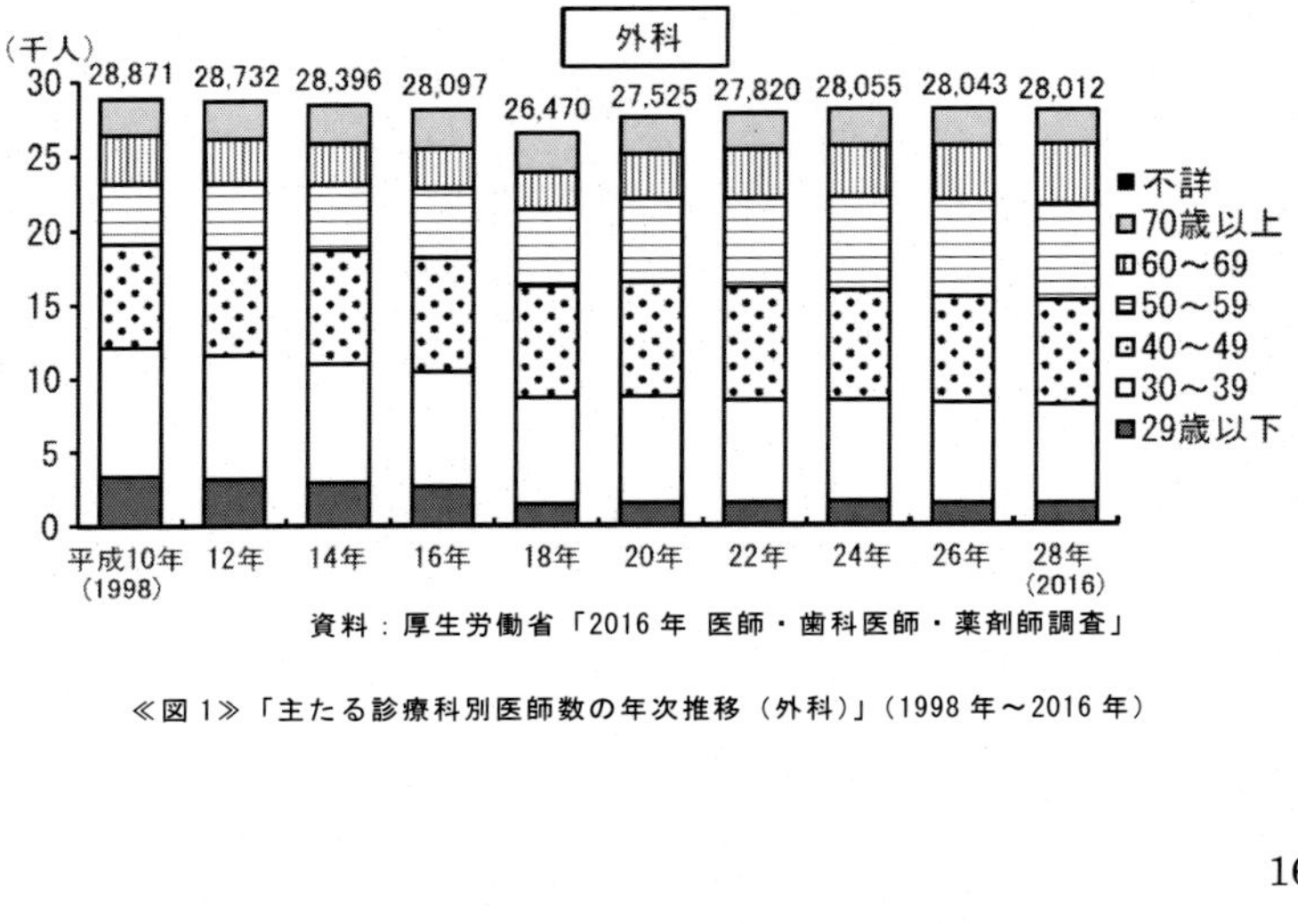


資料：厚生労働省「2016年 医師・歯科医師・薬剤師調査」

≪図1≫「主たる診療科別医師数の年次推移（外科）」（1998年～2016年）

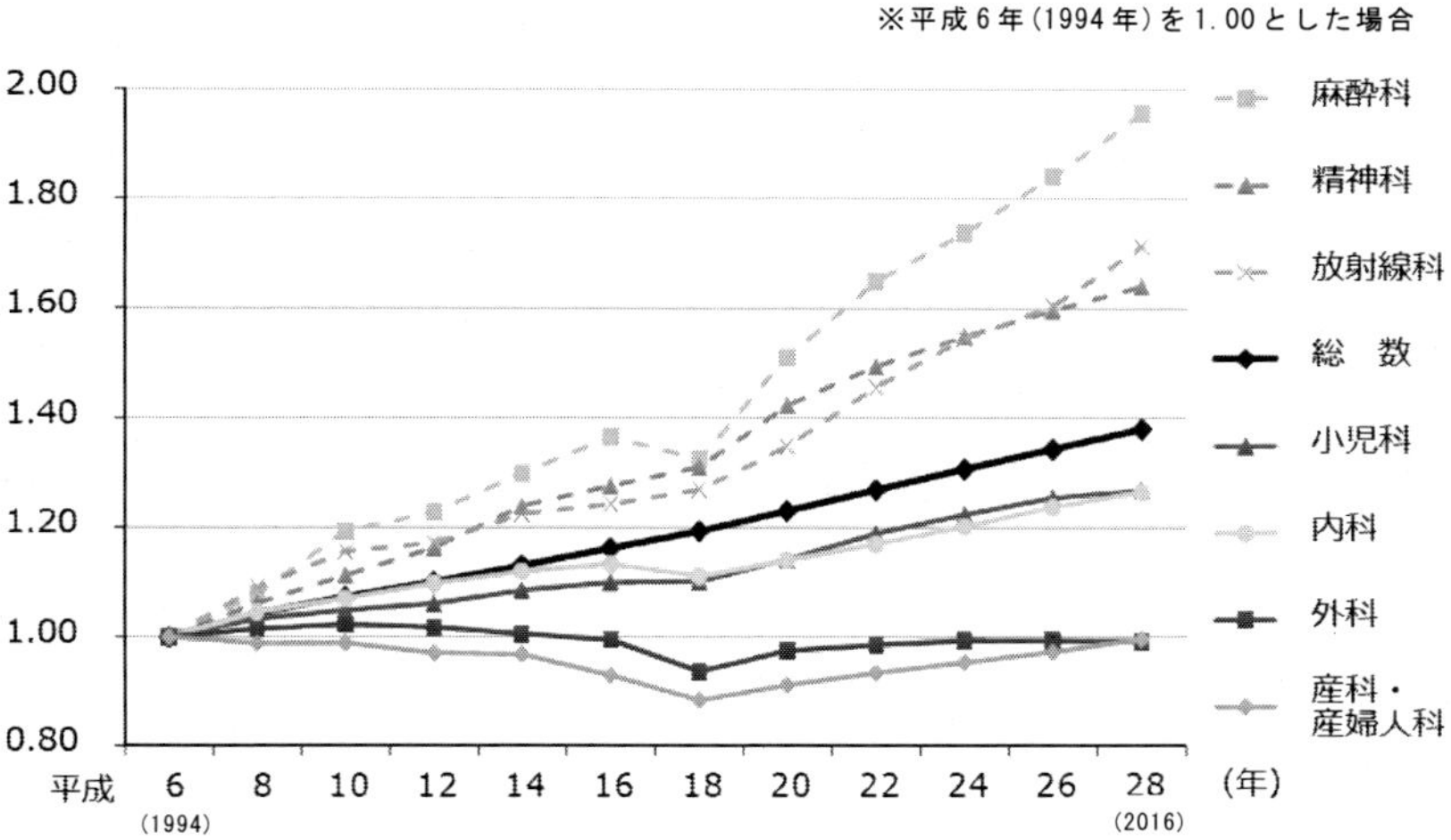


資料：厚生労働省「2016年 医師・歯科医師・薬剤師調査」

≪図2≫「診療科別医師数の推移」(1994年～2016年)

## 日本の医療事情の国際比較

日本の外科医の数は、この数十年のうちに半数近くまで落ち込むといわれています。その要因を、まずは他国の医療環境との比較でみていきたいと思います。

経済協力開発機構（ＯＥＣＤ）が毎年公表しているデータによると、日本の「国内総生産（ＧＤＰ）に占める保健医療支出の割合」（医療費対ＧＤＰ比率）は10・7％。先進加盟国35カ国中で第６位とあって、医療費の水準そのものは国際的にも高いといえます。

日本の医療費は、２０１８年度で39兆２０００億円。２０２５年には47兆４０００億円、65歳以上の高齢者数がピークに達する２０４０年には、68兆５０００億円にも及ぶものとみられています。このように、急速な高齢化や高額薬剤の登場による医療費の増加が予想され、対ＧＤＰ比率の水準は、さらに上がっていく可能性があります。

超高齢社会のわりに日本の医療費は決して高くはなく、保健医療支出の割合が最も高いアメリカ（17・２％）と比べて、世界一〝効率的〟な医療が行われていると見なされています。なぜなら、日本の手術成績は他国と比較して最高と評されながらも、高額療養費制度などによって、その高い技術が安い対価で行われているためです。

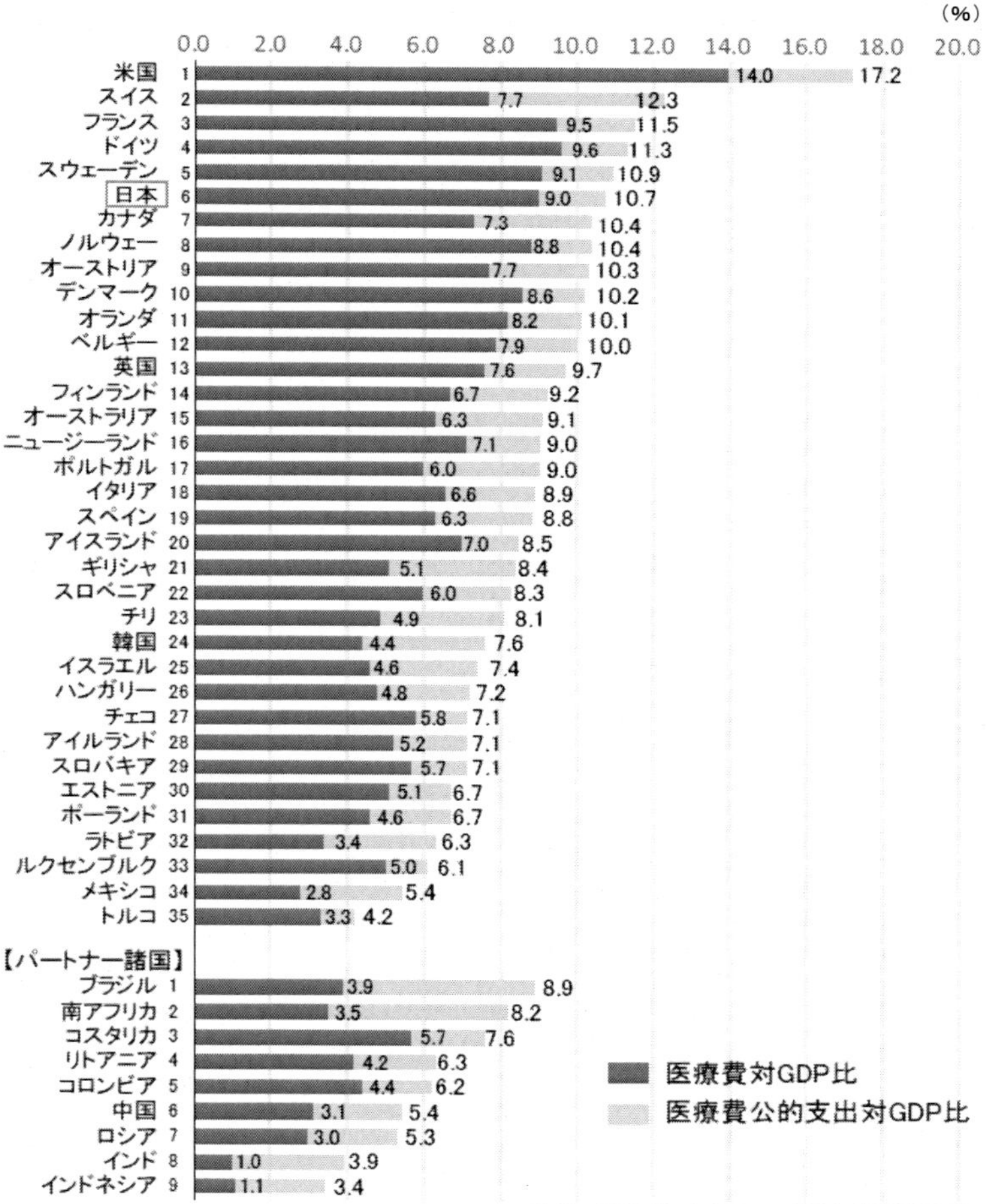


資料：OECD Health Data 2018 (JUNE 2018)

※速報値・推計値。公的支出は医療費の公的支出割合から推計。米国は公的支出割合のみ 2016 年。パートナー諸国の年次は 2015 年（ただしコスタリカ、ロシアは 2016 年、リトアニアは 2017 年）。

≪図 3≫「OECD 諸国の医療費対 GDP 比率」（2017 年）

また、「1人あたりの医療費」については、日本は高齢化に伴い、主要国の中位に迫るまで費用が増加してきましたが、質の高い医療を受けられることを考えると、医療費は低いといえるでしょう。

併せて、「1人あたりの受診回数」については、アメリカと比べて日本は3倍ほどの受診回数で、主要国の中で最も多くなっています。〝いつでも〟医者にかかることができるのは、日本の国民皆保険制度の賜物であることはいうまでもありません。

「入院患者の平均在院日数」にしても、他国の平均が10日程度以内である一方、日本は30日以上と群を抜いて長くなっています。在院日数の長さは、医療費多寡に直接かかわるため、他国では手術後の在院日数の短縮が図られています。

これらを踏まえ、日本と世界の医師数を比べてみましょう。

OECDのデータによると、人口1000人あたりの医師数は、日本は2・4人と下から6番目であり、ヨーロッパ先進国の3・0～4・0人前後と比較して少ないことがわかります。すなわち、1人あたりの受診回数が多い日本においては、医師の労働環境の悪化を招いている可能性がうかがえます。

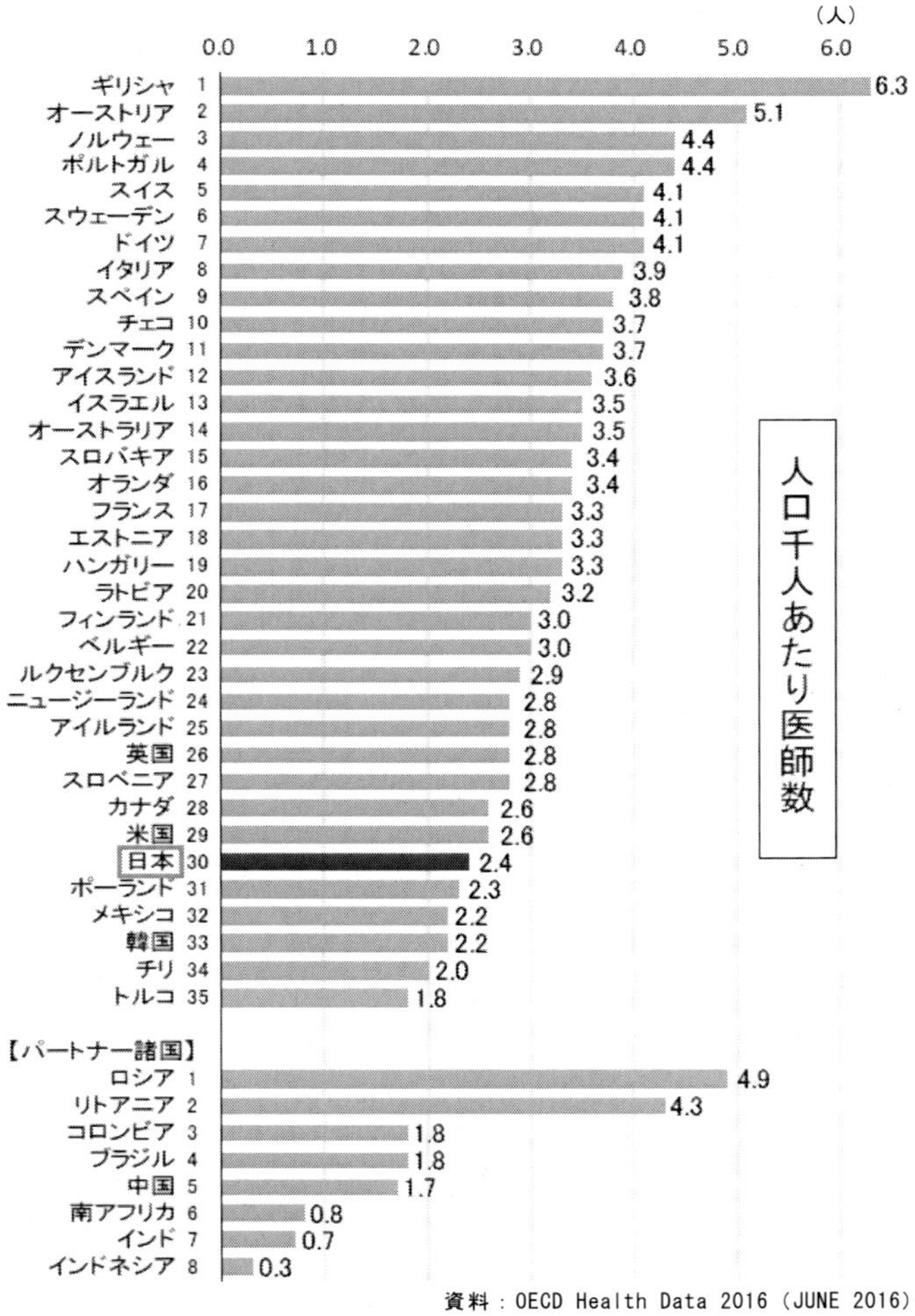


≪図 4≫「OECD 諸国の医師数の国際比較」（2014 年）

日本の医師数の減少の一因は、国の医療費抑制策にあるとも考えられます。１９７５年前後、「各県一医大構想」をはじめ、私立大学の医学部新設によって医科大学が急増し、医学部入学定員が大幅に増やされました。その後、医師および病院間で過当競争が生じないようにと、政策を一変。１９８３年以降は「医師が増えると、医療費が増える」といった「医師過剰論」をふりまき、医学部定員を減らしてきました。それが今や「医師不足論」へと転じ、２００８年から再び医学部定員を大幅に増やしたものの、医療の専門分化や高齢者の増加に対応できるようにと、医師を増やし、養成してきた欧米諸国との差に大きな開きが出てきています。

「日本の外科医は世界一」と国際的に認められている一方で、他国の医師との報酬額の差も、外科医不足の引き金となっています。自由診療のアメリカと比較すると、日本がいかに安い医療費でレベルの高い医療を提供しているかがわかるでしょう。

次の表にみるように、日本は内科「１２００～１５００万円」、外科「１０００～１８００万円」とほぼ同じ報酬額であるのに対し、アメリカでは一般内科「１９２６万円」、一般外科「３７５３万２３９０円」と約倍近くとなっています。

※$1＝107円

| 専門領域 | 総収入 | 週就業時間 | (参考)日本 |
|---|---|---|---|
| 脳神経外科医 | $500,620(5,356万6,340円) | 60時間 | |
| 心臓内科医 | $490,470(5,248万0,290円) | 68時間 | |
| 整形外科医 | $478,820(5,123万3,740円) | 66時間 | |
| 心臓外科医 | $413,710(4,426万6,970円) | 74時間 | |
| **一般外科医** | **$350,770(3,753万2,390円)** | **72時間** | 1,000〜1,800万円 |
| **一般内科医** | **$180,000(1,926万0,000円)** | **60時間** | 1,200〜1,500万円 |
| 小児科医 | $167,950(1,797万0,650円) | 68時間 | 980〜1,800万円 |
| 家庭医 | $160,000(1,712万0,000円) | 68時間 | |
| *アメリカの医師平均 | *$300,000(3,210万0,000円) | *60時間 | |
| (参考)日本の大学勤務医(全職位)平均 | 701万1,337円 | 74時間 | |
| 公立病院勤務医平均 | 1,496万4,504円 | 66時間 | |

資料(アメリカ)：AMA news 2000
資料(日本)：順天堂大学・伊藤昌徳先生、山形大学・嘉山孝正先生資料を改変

≪表 3≫「アメリカの専門医の平均年収と平均就業時間」(一例)

## 外科医不足の要因

なぜ、日本の外科医は減る一方なのでしょう？　考えられる主な要因をみていきたいと思います。

２０１０年に超高齢化社会へと突入した日本の社会情勢は、急激に変化し続けています。高齢人口が急速に増加したことで、医療技術の発展や医療安全の向上に、世間の注目が一層集まるようにもなりました。

ところが、高齢化の波による手術件数の増加と、それに伴う外科医や麻酔科医の不足、近年ニーズの高まりがある救急医・救急科専門医の不足は、一般にはあまり知られていません。

日本外科学会によると、現在の会員数は３万９９４５名（うち非医師は2名、２０１８年１月末時点）。医師不足が社会問題となったのは、医師の臨床研修が義務化された２００４年頃でした。しかし、「日本外科学会入会者数の推移」のグラフから、外科医の減少は40年前から始まっており、臨床研修の義務化が原因ではないことがわかります。

さらには２００６年、福島県の産婦人科医が執刀した産婦が死亡したことで逮捕・起訴された事件をきっかけに、医療過誤や訴訟リスクを恐れる若い人が増え、外科を敬遠するようになったともいわれています。

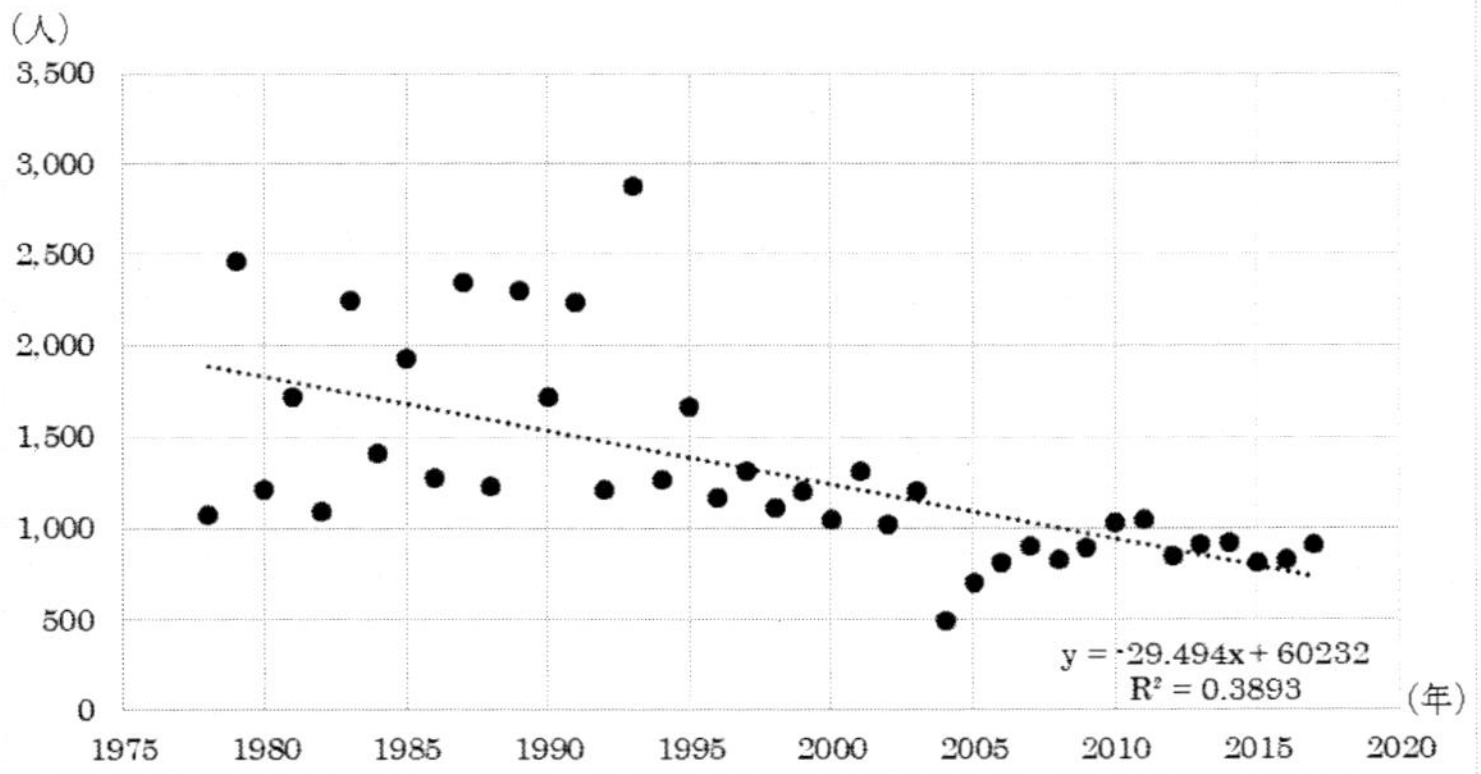


資料：日本外科学会

≪図5≫「日本外科学会入会者数の推移」(1978〜2017年)

その一方で、現場の働き盛りの外科医の退職が増えていることも、減少理由のひとつとして挙げられます。医師全体の平均年齢（49・6歳）よりも若い、最も活動的な30～40代の医師たちが、医療事故への不安や医療訴訟のリスク、夜間休日の呼び出しや緊急手術などによる強いストレスに押しつぶされているというのです。それも診療の中核を担う一般外科医に多く、辞めた人の分の負担が他の医師に課され、さらに医師が辞めていくといった悪循環が生じています。

この年代は、一般外科医療の第一線に立ちながら、後進の育成の中心的役割を果たしています。何より外科医の養成には、多くの手術症例経験を通じ、十分な知識、技術、判断力を身につける必要があります。少なくとも10年もの歳月を要することを考えると、非常に深刻な事態となっています。

ただでさえ外科は、他科よりも長時間勤務になりがちです。その上、手術の重圧ものしかかるハードな日々の中、さらなる過重労働まで強いられたのでは、志に反して辞する医師は増えていくばかりです。そして、先輩外科医の厳しい現実を目の当たりにした若い研修医たちは一層、外科の道を選ばなくなっていくのです。

外科の仕事はもともと「３Ｋ」（諸説によって以下のうち３つ）、

・きつい（手術・緊急手術がある、夜も働く）
・汚い（血液や便を扱う）
・厳しい（研鑽を積む必要がある）
・危険（手術の危険性、医療事故や医療訴訟のリスク）
・給料が安い（緊急時や夜も働くため）

といわれていますが、外科は自らの手で〝命〟に貢献できる、他の診療科にはできない仕事です。昔から「３Ｋ」といわれていると同時に、外科医は医療を志す学生の憧れでもあり、なりたい医師としても人気が高かったのです。

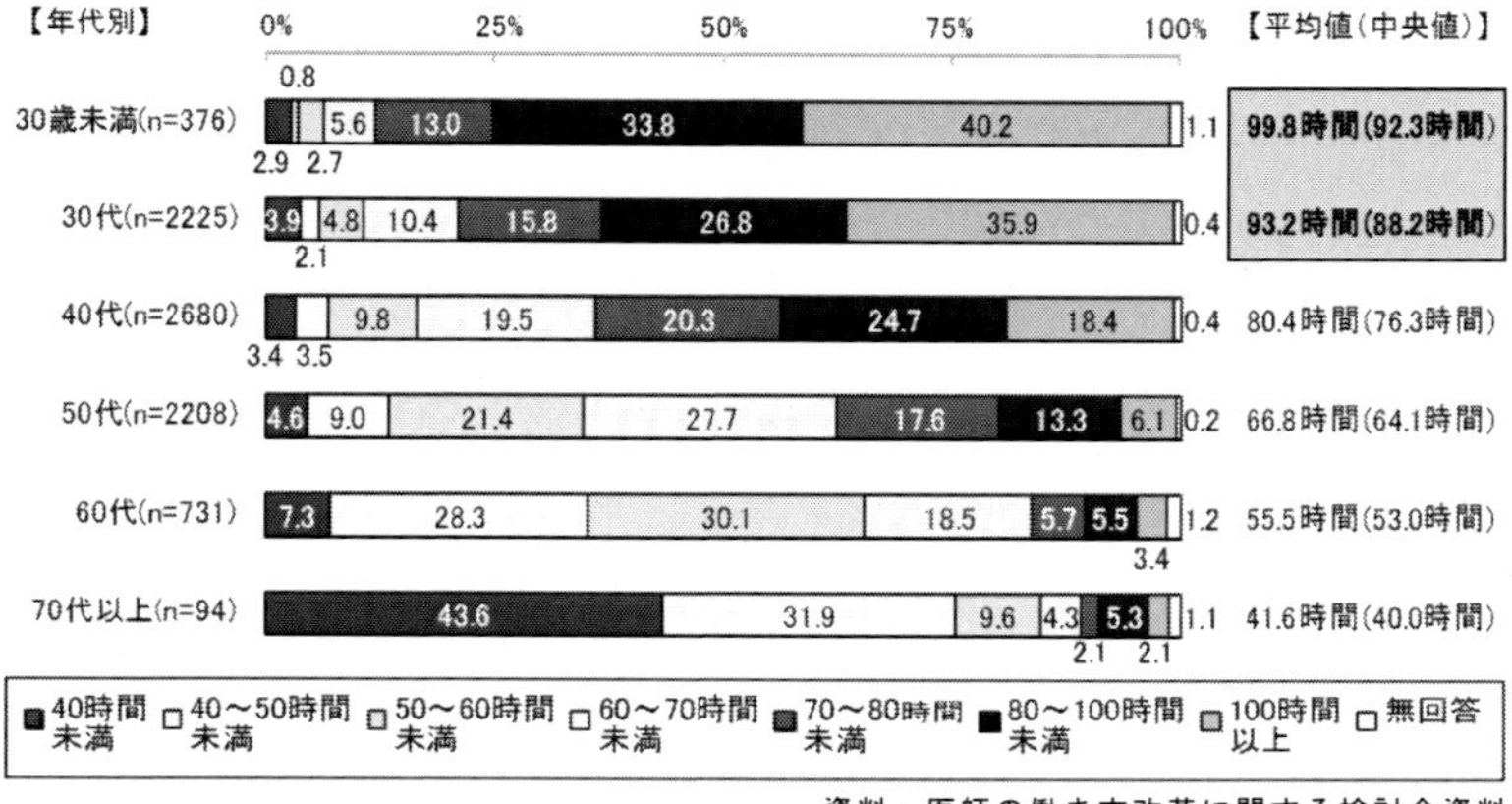


資料：医師の働き方改革に関する検討会資料
「2012 年度日本外科学会会員の労働環境に関するアンケート調査」

≪図 6≫「外科医の労働時間（1 週間あたりの平均労働時間）」（2012 年）

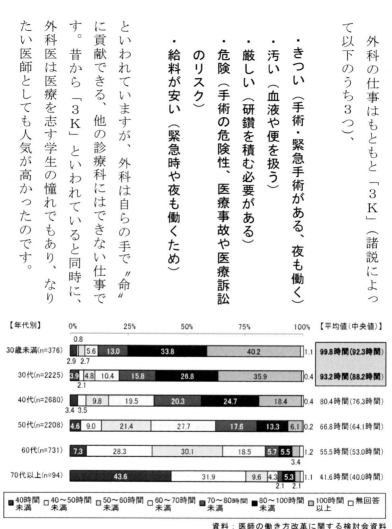

それは今も変わらず、外科に興味があり、やりがいも感じている若手医師はいるものの、実際、外科医志望の研修医が減っていることには変わりありません。

従来は一部の大学を除き、研修医は希望する診療科の研修だけを受けることができました。ところが、研修のしくみが変わり、新制度では「スーパーローテート」でさまざまな診療科を回ることが原則となったため、研修期間を終えたところで、将来どの科に進むかを決められるようになりました。

夢や希望を抱いて外科の現場を体験した研修医の中には、厳しい現実に直面し、あきらめざるを得なくなった人もいたことでしょう。若手の外科医志望者が減った一因として、この〝お試し期間〟が影響しているとも考えられ、その他の多忙な診療科もなり手が少なくなってきているようです。

このように、外科を希望する医学生がそれなりの数いるにもかかわらず、卒業時や初期研修終了時には志望者が減少傾向にあることは、十数年前から問題となっています。実際、外科医志望者の激減が明らかになったのは、２００７年に日本外科学会が実施した実態調査によるもので、以下の理由が挙げられています。

・勤務時間が不規則で、長時間勤務や時間外勤務が多い
・当直明けも通常勤務をせざるを得ないなど、勤務環境が悪い
・医療事故に巻き込まれる確率が高く、医療訴訟の当事者となることも多い
・技術の習得に時間がかかるわりに、正当に評価されているとはいい難い
・労働に対する評価・対価が低い

これらの問題点を解決するために、以下の施策が望まれていると提言されています。

・医師数を増員することで、外科志望者を増やす
・コ・メディカルスタッフ（医療スタッフ）の充実によって、外科医の勤務環境の改善を図る
・医療事故の原因を究明し、医療安全を推進する第三者委員会を設置する
・無過失損害補償制度を設立する
・手術に対する診療報酬費を大幅にアップする
・外科系専門医制度を確立し、外科医育成の道筋や目標を明確にする

・専門医取得者自身やその指導監督の下で行われる手術については、ドクターフィー（医師への個別手当）が支払われる制度を設立する

## 外科医不足が及ぼす影響

少子・高齢化が進む日本において、２０２５年には医療費が50兆円にも達する予想で、「医者にかかる人は増え、医療費を支える人は減る」ようになっていきます。それに伴い、手術が必要となる高齢者は増加していく一方で、外科医の高齢化や過重労働による早期退職、若いなり手の減少もあって、医師数が十分でないことは明らかです。このままでは、手術を受けられない〝手術難民〟が出てくる可能性さえあります。

特に地方の医師不足は、都市部よりも深刻さを増しています。地方の医師不足もまた、２００４年に始まった新臨床研修制度を機に顕在化したとされ、医師の都市部への偏在と流動化が進んでいます。昨今の専門医志向の高まりもあって、条件のよい市中病院を医師が選ぶようになったことで、地方の大学病院の多くは慢性的な医師不足に陥っているといえるでしょう。

このことは、大学の医局からの医師の派遣にも、少なからず影響を及ぼしています。例えば、首都圏には医科大学が多数あるため、医局派遣もさまざまな形がありますが、入局者の減少が目立つ地方大学では、医局から地域病院への医師派遣が難しくなっているのが現状です。地域病院は、地元の医科大学の医師派遣に大きく左右されてしまうのです。こういった実情からも、地方大学の医局を強化することは、地域医療への貢献になるとも考えられます。一方で、医局制度による地域への医師派遣を考える時代は終わった、と提唱する医師もいるようです。

このままでは地域医療の崩壊を招く恐れがあるとして危機感を抱いた政府は、2008年から医学部入学定員増や、卒業後の地域勤務を義務づける「医学部地域枠推薦」を導入。厚生労働省の検討会では、地域での勤務を半ば強制的に医師に課す案も浮上しているといいます。

ところが、地域勤務の義務化に対しては一部の医師の反発も強く、医師としての経験を積んだり、家族への影響を考慮したりするなど、都市部での勤務を希望する医師が多いのが実情です。また、こうした医師の〝職業的自由〟を尊重する声もあがっています。

このような状況を加味した上で、外科医不足を解消できなければ、診療を制限、または、休止せざるを得なくなる病院が増え、病院経営者にとって大問題となることでしょう。高齢者が増加する将来を見据えて、どう経営をコントロールするか。つまり、「外科医をどう集めるか」が重要な課題となってきます。

## フリーランス外科医の現状

医師の働き方が柔軟になってきていることを受け、民間病院を渡り歩きながら、独自のキャリアを積む医師が今、増えています。

フリーランス医師増加の理由のひとつとして、医師のキャリアに流動性が生じたことが挙げられます。その背景には、大学医局でキャリアを積むことへの意識の変化、女性医師の増加によるワーク・ライフ・バランスの多様化、開業の準備などの事情が見てとれます。

私がなぜフリーランスになったか？　といいますと、福島県の病院に声をかけていただいたことに端を発します。東日本大震災後の手助けをしたかった私は、有り難く誘いをお引き受けしました。

フリーになったことで、自分の希望に合わせて、仕事や収入を選択できるようになりました。何より、所属大学の医局人事に左右されず、自分の能力を発揮できる病院で働くことができるのが、フリーの大きなメリットと感じています。

多くの医師はフリーになる以前は大方、医局の医師派遣で遠方の関連病院へ飛ばされるなどして、「次はどこに行かされるかわからない」といった不安定な状況下で勤務していたことでしょう。また、一定の年齢にもなると、「安定した生活を送りたい」と考えるようになるものです。

そこで思い切って大学病院を辞め、他の民間病院への転職に成功し、年収を大幅にアップさせている医師は数多くいます。外科医の数は減少傾向に転じて久しいこともあり、どこの病院からも引く手あまたといった優秀な医師も中にはいるかと思います。

病院としては一様に、できれば優秀な外科医にきてほしい。ことに「適応能力」と「コミュニケーション力」の高い外科医を求めていらっしゃることでしょう。外科医の多くは優秀ですが、実際には経営方針や診療方針、職場の雰囲気、人間関係など、勤務先との相性はことに重要です。雇い入れる側としては「優秀であればＯＫ」、雇われる側としては「高収入であればＯＫ」などと、そうは簡単にいかないことが常です。

さらには、同じ外科医でも専門領域が異なるのはもちろんのこと、自分の専門にこだわる医師、専門にはこだわらずに広く外科やその周辺領域に従事したい医師、キャリアチェンジをしてジェネラルな領域へと向かう医師がいます。ちなみに私自身は、自分の専門を活かしつつ、広く外科に従事したいと考えています。こうした傾向を病院側にご理解いただくことも、フリーランス外科医にとっては大切なことです。

フリーランスではなくとも外科医の多くが頭を悩ませている諸問題は、外科医の新たな雇用の機会を妨げ、すでに勤務している外科医の退職や流出をも引き起こしかねません。

外科医を取り巻く現状の主な問題点は、

**①　外科医の報酬が低い**
**②　外科医の雑務が多い**
**③　一病院あたりの外科医の数が少ない**
**④　外科医としての寿命が短い**
**⑤　外科医の訴訟リスクが高い**
**⑥　軽症患者の救急搬送や夜間・休日のコンビニ受診が多すぎる**
**⑦　外科医を志望する若者が少ない**

これらの問題をどう解決していくか？　そして、優秀な外科医をどう集め、留めさせるか？　それを考えていきたいと思います。

# 第1章

## 外科医の報酬が低い

**〈現状〉**

・勤務時間が長いため、相対的に給料が安い
・一手術あたりの診療報酬点数が、手術料として外科医に還元されていない
・専門医資格に診療報酬上の評価がなく、その付加価値が外科医に反映されていない

ずばり！

# 「インセンティブ」が必要です

〈解決策〉

時間外労働や緊急手術等への手当、専門医資格に対する手当など、外科医の実績や評価に対し、「報酬」として還元するしくみづくりが必要です。

医師にインセンティブを与えることで、病院経営にも良い影響を及ぼすことでしょう。

## 過労死寸前の医師たち

２０１７年、香川県立病院の勤務医（精神科医）が１年間に、計２２５８時間の時間外労働をしていたことが、毎日新聞の情報公開請求によって明らかにされました。また、２０１６年には、新潟市民病院の研修医がうつ病を発症し自殺。発症直前１か月の残業時間は、１６０時間を超えていたといいます。

このように、医師の過重労働や過労死は、毎年相次いでいます。「過労死ライン」とされる月80時間を優に超える医師の長時間労働は、全国で常態化しており、前述の例は氷山の一角でしかありません。

この実態を、医師の１日の勤務時間を例にみて

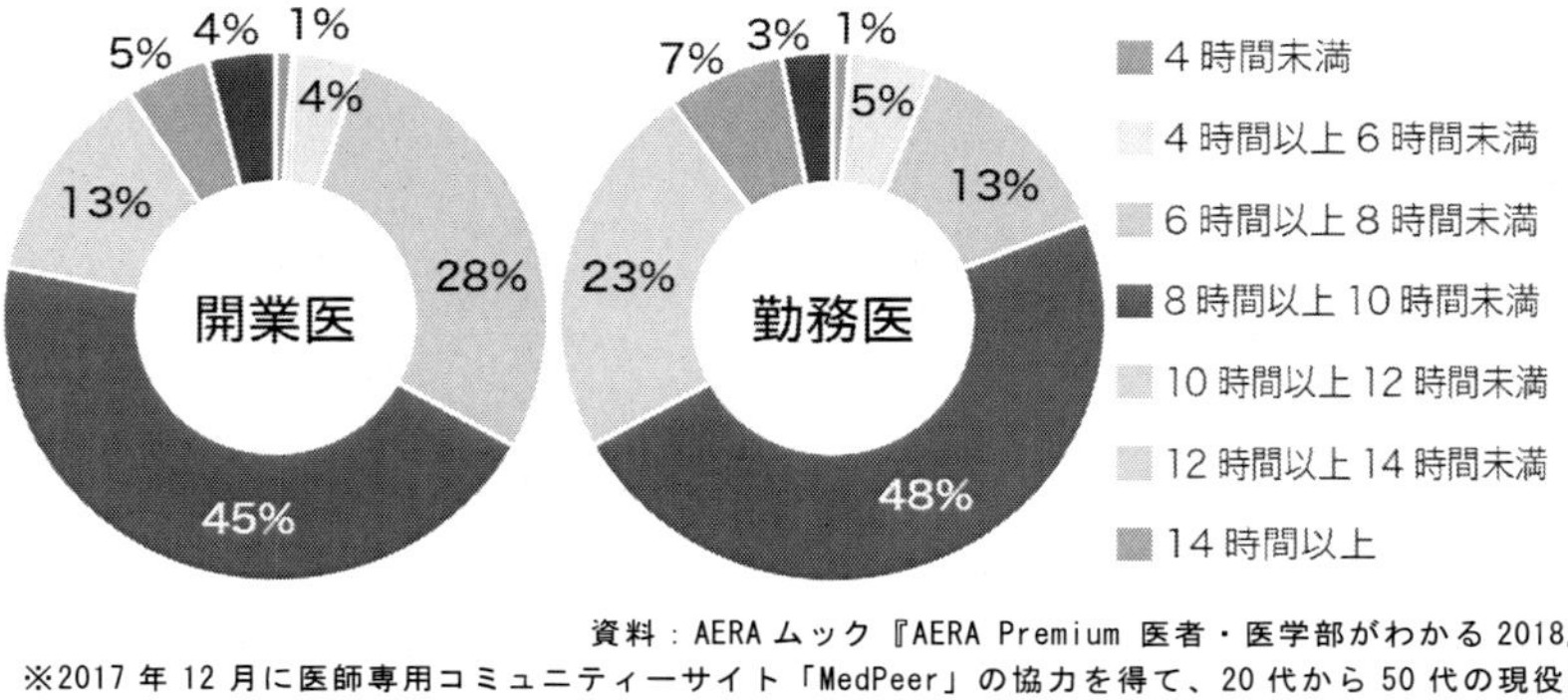


資料：AERA ムック『AERA Premium 医者・医学部がわかる 2018』
※2017 年 12 月に医師専用コミュニティーサイト「MedPeer」の協力を得て、20 代から 50 代の現役医師 507 人にアンケートを実施。

≪図 7≫「勤務医と開業医の勤務時間」

みましょう。

病院勤務医と開業医のどちらも「8時間以上10時間未満」が最も多く、勤務医の約8割、開業医の約7割が1日「8時間以上」働いていることがわかります。

特に、大病院に勤務する医師には当直の義務などもあるため、労働時間が長くなりやすい状況にあります。一方で、クリニックなどの開業医や入院設備のない病院の勤務医は、地方自治体の当番医制度はあるものの、診療時間を自由に決められる場合があるため、大病院の勤務医のほうが、1日の労働時間が長くなる傾向にあるようです。

グラフには表示していませんが、診療科別に1日の勤務時間をみると、「10時間以上」の割合が高いのが、長時間に及ぶ手術などがある外科。「14時間以上」の割合が高いのが、陣痛などに応じて臨機応変に対応する産婦人科といったことがわかったようです。

さらに、病院勤務医（常勤）に限定して、診療科別に週に「60時間以上」働いている割合をみると、上位から「産婦人科」約53％、「臨床研修医」約48％、「救急科」約48％、「外科系」約47％と、各科の半数程度の医師が該当。科によっては、診療科間で2倍近くの差が生じていることがわかります。

　このように、外科医の実態の中でも、最も過酷といえる問題は「勤務時間の長さ」といえるでしょう。緊急手術や時間のかかる腹腔鏡手術、インフォームドコンセントをはじめ、当直勤務がある他、患者が急変した際には、休日に駆けつけることもあります。他科と比べても外科医の労働時間は総じて長く、時と場合によっては、当直明けの翌日も普通に手術をしている外科医さえいるほどです。外科医不足の現状にあって、ことに勤務医は、過労死寸前にまで追い込まれているといえます。

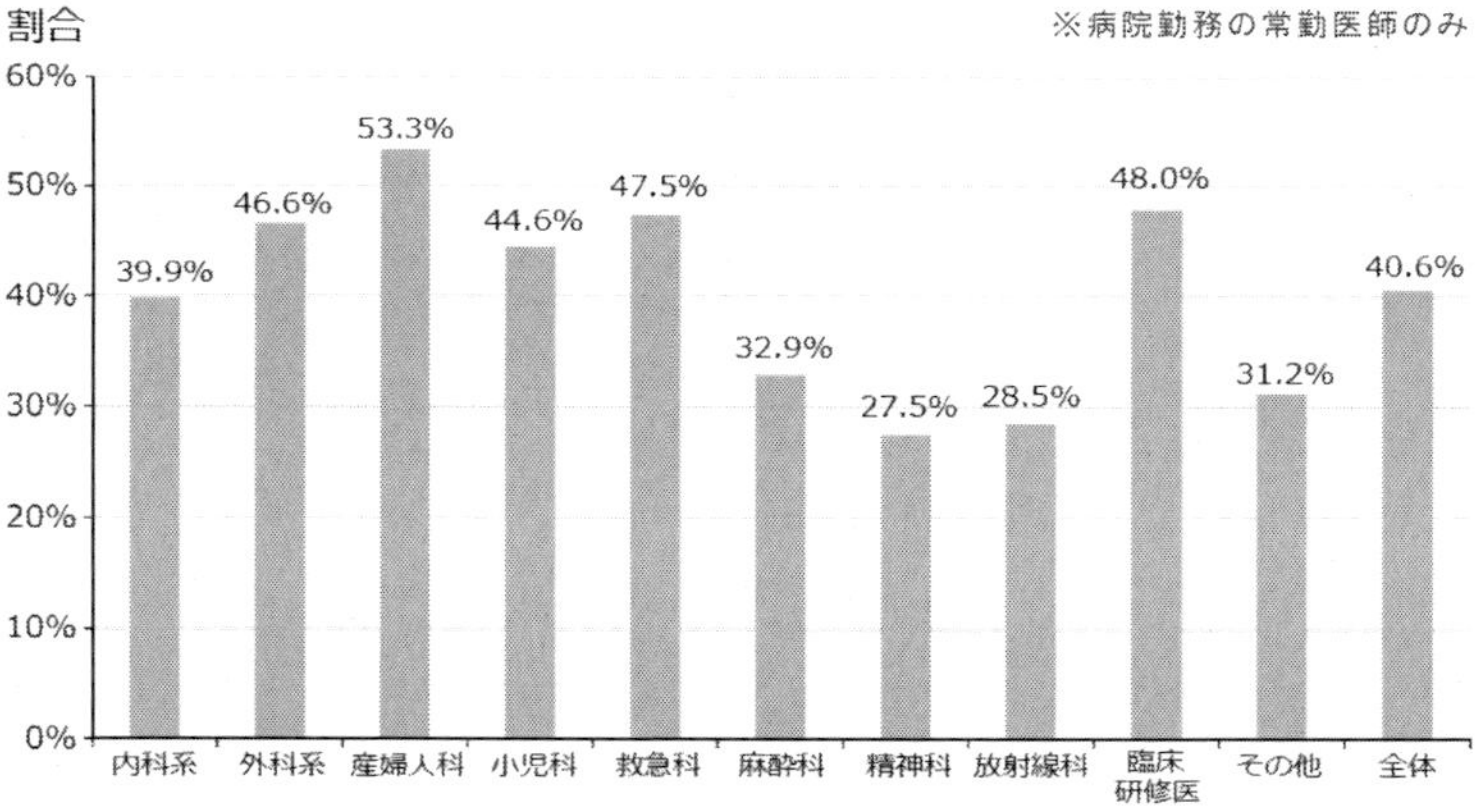


資料：医師の働き方改革に関する検討会資料

「医師の勤務実態及び働き方の意向等に関する調査」（2016 年度厚生労働科学特別研究「医師の勤務実態及び働き方の意向等に関する調査研究」研究班）結果を基に医政局医事課作成

≪図 8≫「週あたり勤務時間 60 時間以上の病院常勤医師の診療科別割合」（1994 年～2016 年）

| 【午前中に手術の場合】 | |
|---|---|
| 6:00 | 起床 |
| | 朝食 |
| 7:00 | 回診 |
| | 手術カンファレンス |
| 9:00 | 手術 |
| | (手術の合間に昼食) |
| 18:00 | 病状説明 |
| | 回診 |
| | 手術記録記載 |
| | 退院サマリー |
| | 診断書等書類作成 |
| 21:00 | 医師仲間と夕食 |
| 23:00 | 帰宅 |
| 24:00 | 就寝 |

| 【午前中に外来の場合】 | |
|---|---|
| 6:30 | 起床 |
| | 朝食 |
| 8:00 | 回診 |
| 9:00 | 外来 |
| 12:30 | 昼食 |
| 13:00 | 手術 |
| 18:00 | 病状説明 |
| | 回診 |
| | 手術記録記載 |
| | 退院サマリー |
| | 診断書等書類作成 |
| 21:00 | 帰宅 |
| | 夕食 |
| 23:00 | 就寝 |

資料：横山義信作成

≪表 4≫「横山のある１日」（一例）

## 手当の充実によって〝選ばれる病院〟に

前項にみるように、病院勤務医の厳しい労働実態が浮き彫りとなり、それと共に、勤務医の待遇改善の必要性にも関心が集まるようになってきました。２年に一度行われる診療報酬改定においても、勤務医の負担軽減が重要課題となっています。

一般的に日本の病院では、大半が一定の給与を定めており、どの診療科であろうと、どのような処置を行おうとも、給料や評価には基本的に関係しません。つまり外科の場合は、誰が何時間かけて、どれほどの難易度の手術を行ったかに関係なく、すべての医療行為が決められた医科診療報酬点数によって算出されるだけで、病院側が決めた給料が増えることはないのです。

また、診療報酬改定で点数がプラスになっても、実際のところ、医師個人にはほとんど還元されていないのが現状です。

一方、海外では「インセンティブ制度」が設けられ、専門領域の高度な診療技術に対して、給与面で評価・還元されています。

こういった背景もあって、ことに勤務時間が長いだけでなく、手術などで相当な集中力と神経を使う外科が敬遠されているともいえるでしょう。過重な労働負担以外にも、高度な技術と、手術を行う責任やリスクに対する「対価」が見合っていない場合が多々あるのです。

これらの問題に対し、山形大学医学部参与（２０１８年時点）であり、国立がん研究センター初代理事長でもあった嘉山孝正先生は、「どの病院でも、〝医師手当〟を導入できるはず」と指摘されています。

嘉山先生が引き合いに出されたのは、アメリカの「ドクターフィー」（doctor fee）に用いられている「RBRVS」（The resource-based relative value scale）というしくみです。

ドクターフィーとは、医師に直接支払われる〝技術料〟のことです。

これを算定するのが「RBRVS」で、

**1）医療サービスに要する時間**（time spent）

**2）専門技術の肉体的尽力**（technical skill and physical effort）

**3）　専門技術の精神的尽力 (mental effort)**

**4）　患者のリスクからの精神的ストレス(stress)**

という４つの視点を基に、医師の〝仕事量〟を相対評価します。

これにより、欧米の医師の報酬は日本の医師の２倍、それ以上に達する場合もあります。このことは、前出の「アメリカの専門医の平均年収」（Ｐ23表３参照）をみても明らかでしょう。アメリカでは、同じ病院の勤務医であっても、それぞれ収入が異なり、手術の数が多いほど収入がアップするといいます。また、診療科によって年収に大きな開きがあります。

日本の多くの公的病院では、医師の給料は診療科にかかわらず、卒後年数で基本給が決まることが多く、病院によっては一定の手当がつく場合もありますが、いまだ少ないのが現状です。これを一気に変えるのは難しいことですが、一例として、東京大学医学部附属病院の事例をご紹介しましょう。

同病院は以前から、医師への手当として「宿日直手当」や「緊急コール手当」などを一律の金額で支給しています。この他にも、２０１４年からは時間外や休日、緊急手術や処置（いずれも１０００点以上）に従事した医師を対象に「緊急手術等手当」の支給を開始しています。

その中で、「夜間診療手当」については、外科医と内科医で支給額に差をつけています。さらに、麻酔科医に対しては「麻酔業務手当」を設けるなど、診療科によって手当を支給したり、業務内容に応じて支給額を変えたりもしています。

このような取り組みは医療関係者の関心を集め、診療科ごとに手当を支給することが、ひいては診療科の偏在解消にもつながる可能性があります。

また、病院側のメリットにもなるように手当を設けることも可能ではあります（P52コラム参照）。インセンティブによって医師を評価、労うことでモチベーションを上げ、さらなる医師たちの協力を得られる以外にも、手当の充実によって病院が注目され、「自然と医師が集まる」、「優秀な医師を確保できる」など、病院の経営面にも良い形で還元されることでしょう。

## 「専門医」に対する意識を変える

「専門医」とは、「それぞれの診療領域で適切な教育・専門研修を受け、患者から信頼される〝標準的な医療〟を提供できる医師」であり、「各人の専門領域の先端医療についても理解し、患者さんに情報を提供することができる医師」です。

また、専門医の資格は、各医師が専門とする診療科において、一定の知識や技術があることを証明しています。

厚生労働省の調査によると、医師の約６割が専門医資格を有しているとされています。

私自身も「外科専門医」、「消化器外科専門医」、「消化器内視鏡専門医」、「大腸肛門病専門医」、「消化器病専門医」と、５つの資格を持っています。

２０１８年より、専門医を育成し、その能力を検証し、認証する「専門医制度」が新たな制度となりました。

これまでの専門医制度では、医師の専門性にかかわる評価・認定については、各領域の学会が独自の方針で行っていました。そのため、制度を運用する各学会の専門医認定基準が統一されておらず、標準的なしくみになっていないとの声がありました。

また、専門医の〝質〟が一定でないこと、多種様な専門医が乱立しており、患者・国民にとってわかりにくいことが問題視されてきました。これらを解決するために、今回の「新専門医制度」発足に至りました。

本著ではあえて新制度の説明はしませんが、医師のキャリアや地域医療に対し、大きな影響を与えるであろうことが懸念されています。加えて、新制度によって「専門医数を調整する」といった考えもあるようです。

ところで、この専門医の資格を取得・維持するためには何が必要かというと、

・学会への所属　↓　お金（年会費など）がかかる
・一定期間の研修　↓　お金（研修費など）と時間がかかる
・手技（手術・処置など）の経験　↓　時間がかかる
・学術集会、セミナーへの参加　↓　お金（参加費など）と時間がかかる
・学術集会での発表　↓　時間がかかる

・論文の執筆　↓　時間がかかる
・５年ごとの更新　↓　お金（更新費など）がかかる

などです。これら一定の条件をクリアして受験資格を得て、専門医認定試験（試験や面接など）を受け、合格した者だけが専門医になることができます。また、資格取得後も、ことあるごとに学会やセミナーに参加し続けなければなりません。

当然、費用と時間がかかります。

こうまでしてやっとなれる専門医は、資格を持っていない医師よりも給料が高いか？　待遇がいいか？　といわれれば、決してそんなことはありません。専門医資格の取得と維持に、これだけの費用と時間、努力を要するにもかかわらず、専門医を取得してもなんら変わるわけではないのです。

思い起こせば、私が師事していた先々代の教授が、「オレ（専門医）の手術代と、おまえ（当時研修医）の手術代はいっしょだ！　おかしいとは思わないか？」と言っていました。その頃の私自身も、まさにそうだと思いました。

あの頃から何十年と経っていますが、今でも状況は変わってはいません。教授（専門医）

が手術をしようとも、研修医が手術しようとも、医科診療報酬点数が決まっているのだから手術代は同じ。つまり、専門医も専門医以外も、給料は変わらないということです。

こういった事情から、専門医の取得や更新にかかる労力とコストに対して、専門医資格を有するメリットが「見合っていない」と感じている医師は、私を含め多数いるようです。

そこで申し上げたいのが、たとえ専門医以外の医師と給料は同じでも、知識や技術はさることながら、患者さんの〝信用の担保〟にもなる専門医という資格に、もっと価値を見出していただきたいのです。

先に述べた通り、学会出張やその他経費等の出費があることがわかっているならば、せめて費用の一部補助や専門医手当（資格２つまで手当がつく病院もあります）の導入を、病院側にお考えいただきたいのです。つまり、専門医であることによって、何らかの形でインセンティブを得られるような制度がつくられることが望ましいのです。

このように専門医のモチベーションを上げることは、患者さんはもとより、病院にとってもメリットになります。

国民の誰もが、「標準的で信頼できる治療を受けたい」、「医療の地域間格差を小さくしてほしい」と願っています。専門医資格は、そんな〝患者さん〟のためにあります。そして、「自信を持って医療を担当できる、一人前の医師になりたい」という〝未来を担う医師〟のためのものでもあります。

患者さんのため、国民のためにも、より多くの医師たちが専門医を目指すようになるには、専門医に対する意識を変えること、専門医にモチベーションを与えることが必要だと、私は考えています。

これらを踏まえ、思うことがあります。外科医はその専門スキル以外にも、若いうちからハードな勤務に耐え、年齢にかかわらず当直もこなし、職業柄、フットワークも良い医師が多いといわれています。そんなポテンシャルの高い外科医にとっても、前述の専門医へのインセンティブ同様、「努力をすればするほど報われる」しくみを構築することが、今後も続くであろう外科医の減少に歯止めをかけることは間違いないでしょう。

《コラム①》

## 外科医を増やした病院の成功例

### 〝手当充実〟で着実に外科医を増やす山形大

前出の山形大学医学部・参与兼特任教授の嘉山孝正先生が改革に関わっている、山形大学医学部附属病院の「外科医を増やした成功例」をご紹介しましょう。

嘉山先生は、「社会が医師の労に報いていることを形にすること」を目的として、医師の不遇感の解消、さらには診療科による医師の偏在を解消しようと、これまでさまざまな方策を打ち立ててこられました。

例にもれず、外科医不足に悩まされていた山形大学医学部附属病院では、２０００年代後半から医師の待遇改善を図りました。内科系・外科系を問わず、医師の技量や仕事量に見合う評価、手当が支給されるしくみを構築してきたのです。

そのひとつが、２００４年に導入された「診療従事特別調整手当」（手術点数連動制の医師手当）です。これは、「難易度の高い診療に従事する診療科の医師のモチベーションを上げる」方針で行われた、同大学病院の諸改革の一環でもあります。

主たる対象は外科医・麻酔医で、「時間外技術料」ならびに「高度技術料」として、

・勤務時間外・所定休日における救急外来患者及び病状が急変した入院患者の手術・麻酔・処置（処置に係る保険診療の点数１０００点以上）を行なったチーム

・勤務時間内における高度な技術を必要とする難易度の高い手術・麻酔（手術に係る保険診療の点数３万５０００点以上）を行なったチーム

このいずれかに該当する医師たちに、当該手術・麻酔の保険点数請求額の10分の１ずつの額が支払われます（「国立大学法人山形大学職員給与規程」より）。

これらの医師手当によって、着実に外科医を確保できているといいます。勤務医の多くが〝教員〟として医療に従事している国立大学法人の病院の給与体系と、一般病院とを一概に比較することはできませんが、山形大学の手当の充実ぶりは外科医だけでなく、どの医師にとっても魅力的に感じることでしょう。

保険診療点数を医師に「手当」として還元することは、勤務医の処遇の明らかな改善につながり、これにより山形大学は常時、外科医不足に悩まされることなく、これまで病院経営を成功に導いてきたといえるでしょう。

# 第２章
# 外科医の雑務が多い

〈現状〉

・事務的な書類の記入など、
誰でもできる業務まで外科医が行なっている場合がある

・外科医にしかできない仕事に集中できる環境が整っていない

・実地修練に集中すべき研修医などの若手医師にまで、雑務がふりかかっている

ずばり！

## 「医療クラークの充実化」が必要です

〈解決策〉

医療クラークの運用・養成が進むことで、医療の現場は劇的に変わっていきます。
日々ある雑務を医療クラークが請け負うことによって、
診療や症例検討、手術をはじめ、
外科医が本来行うべき業務に専念できるようになるでしょう。

## 「雑用を減らして！」医師たちの悲痛の声

前出の「外科医の報酬が低い」問題の背景にもあった、「過労死寸前の医師たち」（Ｐ39参照）からもわかるように、外科医の長時間労働の原因のひとつとして、「雑務の多さ」が挙げられます。

その筆頭に挙げられるのが、「診断書・証明書の発行業務」です。

死亡診断書（死体検案書）、出産証明書をはじめ、医師が記載しなければならない診断書は公的なものだけでも50種以上に及びます。

この他にも、医療保険や疾病保険、介護保険などの各種証明書類があり、その数は年々増加しています。各保険会社によって書式や様式が異なるだけでなく、記載項目が多い上に、保険金が関わってくるために正確で詳細な記述が求められ、相当な時間を要します。さらには、同じ患者が異なる保険会社の診断書の発行を、何枚も求めてくることも多々あります。

これらの書類発行業務が、特に病院勤務医にとって多大な負担となっていることは、さまざまな勤務医の労働実態調査の結果からも明らかとなっています。

全国医師ユニオンは、「医師の業務量を増やす要因」について、次のように指摘しています（全国医師ユニオン「勤務医労働実態調査２０１７」より一部抜粋）。

「医師の業務量の増加に関しては、医師の増加が、高齢化や医学の進歩による医療需要に追い付いていないことが原因と考えられるが、それ以外の要因も考慮しておく必要がある。

日本の診療報酬は極めて低く抑えられているため、多くの医療機関は患者を増やすことや人件費を抑えることで何とか経営を保っている。（中略）患者のためというより経営対策として、患者を増やさなければならない状態に置かれていると言える。」

そのため、「少ないスタッフで多くの患者を見なければならず常に労働強化の圧力がかかっている状態である」ことが背景となって、医師の雑務を増やしていると言えます。

このことから、「健康上の問題やワークライフバランスの重視などから、非常勤勤務を選択している医師が少なくないと考えられる。このことが更に、医師の不足を招き常勤の医師の業務量を増やしている可能性がある」とも推測されます。

また、**「診療報酬が増やされる場合、これまでの報酬が増額されずに新しい加算項目を設ける方式が取られる。このため新たな業務を増やさざるを得ず、これが診療時間をはじめとして書類や会議が増える要因となっている」**ことからも、医師の多忙さに拍車がかかる一方であることが懸念されます。

「今の医師不足では、必要な診療体制を維持できないから」と、少ない医師数をカバーするために、一人ひとりの医師が過剰なまでの仕事量をこなし、医療崩壊を食い止めています。このように、医師の使命感と献身的な働きによって、今の日本の医療は成り立っているのです。

それにもかかわらず、本来であれば、他の医療スタッフが担うことのできる業務までも、いまだに医師が行なっている病院が多数あるのが現状です。

欧米と比べてみても、日本の医師の仕事は業務量が多く、煩雑と言われています。

ここでは、日本最大級の医療従事者専用サイトを運営するエムスリー株式会社による、日本とアメリカの医師を対象とした調査（２０１７年実施）をみてみましょう。

日米の医師が「負担が重い」と思っている業務について、年代を問わず、日本の医師が最も負担が大きいと感じているのは「雑務」（46・5％）であることがわかっています。

一方、アメリカの医師の場合は11・7％にとどまり、最多の「外来診療」でも31・9％となっています。

2番目の「外来診療」（46・2％）に次いで、日本の医師の負担感が大きい「院内の会議・委員会」（36・2％）についても、前述の通り、新たな業務を増やさざるを得ない病院側の事情によって、時間を取らざるを得ない状況にあります。ことに年代が上がるにつれ、「院内の会議・委員会」への負担感が高まる傾向にあるようです。

中でも日米で最も差が開いた「雑務」への負担感の大きさは、業務量や煩雑さだけでなく、医療現場の体制の違いにも一因があると言えます。日本の医療現場には、医療クラークをはじめとする医師の診療をサポートするスタッフの数が、アメリカと比べて圧倒的に少ないのです。

アメリカでは、1920年代頃から医療クラークが医療現場を支え続けています。外来でのカルテ（診療録）作成、医師の口述記録を検査・手術記録として作成するなど、事務作業を補助し、医師の業務軽減が図られています。

しかし、日本では医療クラークを導入している医療機関はまだまだ少なく、勤務医の過重労働は改善されず、依然、医師の過労死は後を絶ちません。医師にとって〝命綱〟にもなるであろう、医療クラークの運用と養成が今、まさに求められています。

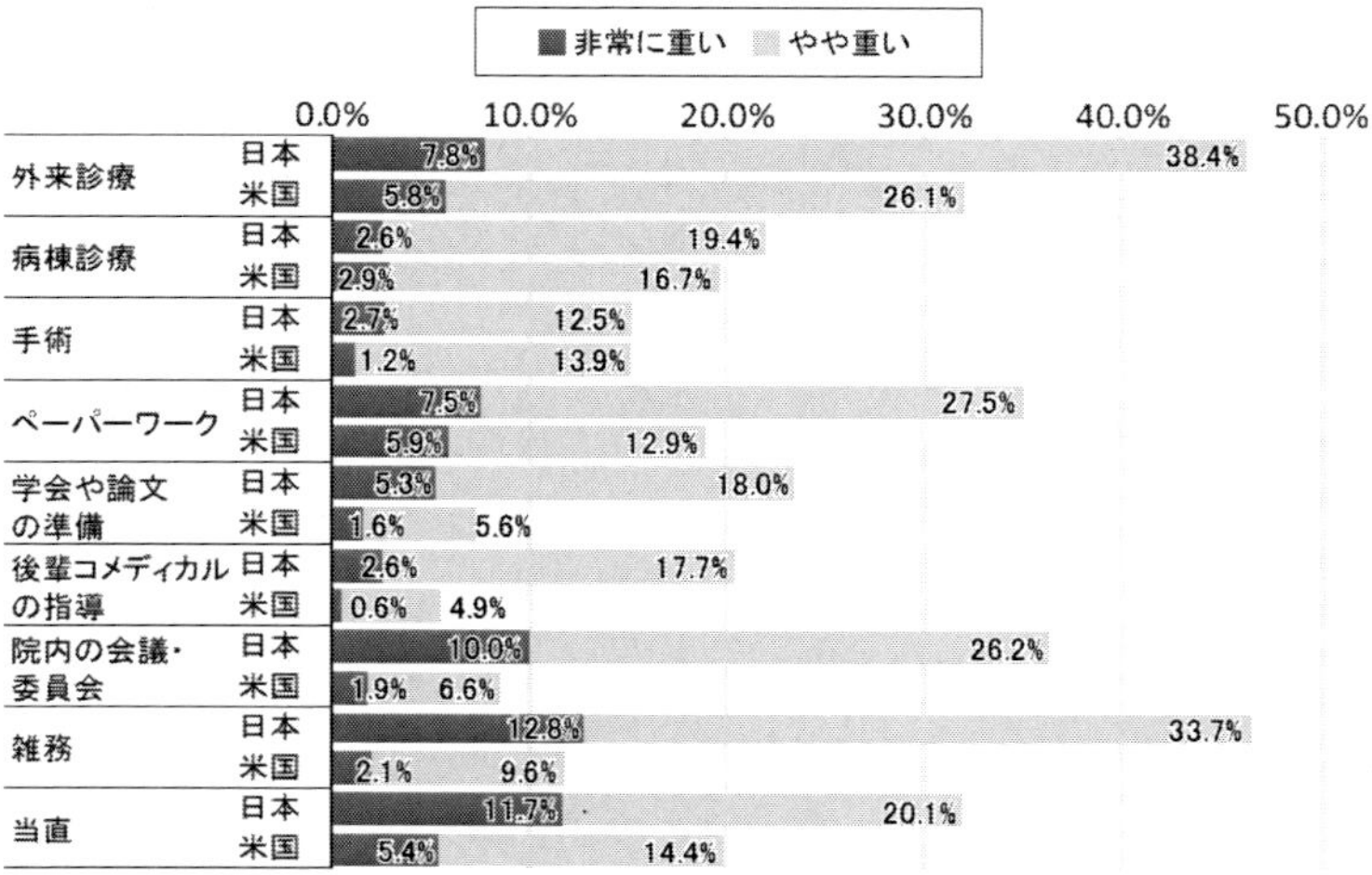


資料：m3.com サイト『医療維新』〜スペシャル企画「日本 vs. 米国、医師 2732 人を徹底調査！」
【調査概要】調査対象／日本：m3.com 医師会員 1582 人、アメリカ：M3USA 医師会員 1150 人
調査時期／日本：2017 年 8 月 21 日〜25 日（一部、9 月に追加調査）、アメリカ：2017 年 8 月 16 日〜31 日

≪図 9≫「Q．以下の業務は先生にとって負担が重いと思いますか？」（日米比較）

## 医療クラーク導入で医師の負担を軽減

２０１８年度の診療報酬改定の基本方針に「働き方改革」が盛り込まれ、これを機に、「医師事務作業補助者（※１）」の運用・活用によって、医師の負担が軽減されることが期待されています。

医師事務作業補助者は通称、「医療クラーク」「病棟クラーク」「ドクターズクラーク」「メディカルアシスタント」などと呼ばれ、医師が行う事務作業を補助する役割を担っています。

主な業務は、電話応対をはじめ、カルテの管理・整理、検査データ処理、フィルム管理、診断書など文書類の授受や確認から、入院案内、患者やその家族対応、医師や看護師のサポートなど多岐にわたります。

なお、診療報酬点数表においては、いずれも医師の指示の下に行うことを条件に、以下の業務に限られています。

**・診断書などの文書作成補助**

**・診療記録への代行入力**

・医療の質の向上に資する事務作業（診療に関するデータ整理、院内がん登録等の統計・調査、医師の教育や臨床研修のカンファレンスのための準備作業等）
・行政上の業務（救急医療情報システムへの入力、感染症サーベイランス事業に係る入力等）

また、厳密には行ってはならないと明記されている業務は以下の通りです。

・医師以外の職種の指示の下に行う業務
・診療報酬の請求事務（ＤＰＣのコーディングに係る業務を含む）
・窓口・受付業務
・医療機関の経営
・運営のためのデータ収集業務
・看護業務の補助
・物品運搬業務

これらの雑務にとられる時間を医師は当然、本来行うべき業務に充てたいと考えています。このフラストレーションを解消してくれるのが、まさに医療クラークの存在なのです。ちなみに、医師に「現在行っている業務の中で、医師でなくてもできる仕事があるとすれば、具体的にどのような仕事か」を聞いたところ、左表のような回答が得られました。

2008年度の診療報酬改定で「医師事務作業補助体制加算」が新設され、医療クラークの採用に診療報酬が手当てされるようになってから早10年。以来、医療クラークを運用する医療機関は増えつつあり、「医師事務作業補助技能認定試験」(ドクターズクラーク®)の受験者は年間約5000人にも上り、医療クラークとして従事したい人もまた、年々増えています。

実際、中央社会保険医療協議会による「医療従事者の負担軽減措置の実施状況調査」(2014年度)の結果、「医師事務作業補助者の配置・増員」で負担軽減の効果があったと答えた医師の割合が8割以上であったことからも、医療クラークの導入が効果を上げていることがわかります。

このことから、医療クラークが医師の書類作成等の雑務を分担することが、次第に医師の長時間労働を是正することにもつながっていくであろうと考えられます。

＜事務関係＞

・生命保険の書類
・カルテ記載
・紹介状と返書の作成
・がん登録
・会議録
・部屋の掃除
・コンピューターの立ち上げ
・リハビリのレセプト返戻

・書類の作成、記入
・宛名書き
・手術の説明、承諾書関係
・診療録
・学会関係などの書類整理
・コストの請求など
・データ入力
・診断書の下書き、氏名・住所などの記載

＜療養関係や患者対応＞

・薬剤、食事、生活、緩和治療その他の指導
・造影剤同意取得、外来予約日決定
・外出許可証のサイン
・外来中に追加した検査を受けるための行き方などの案内
・退院調整、食事指導、手技の説明
・最終的に回ってくる患者のクレーム対応
・説明、伝票を渡す、紹介先を探す、患者を診察台に移す補助

資料：m3.com サイト『医療維新』～レポート「医師と看護師、業務の在り方調査」

≪表５≫「医師が他の医療スタッフに任せたい仕事」（一例）

このように医療クラークの活用の場は近年、少しずつ広がってきてはいるものの、医療施設全体としては、まだまだ行きわたっていないのが現状です。

導入が求められる一方で、医療クラークの仕事は専門性が高いにもかかわらず、特定の資格を必要としないことから、運用を不安視する医療従事者の声があるのも事実です。

この問題を解消すべく、研修等で専門性を高めて人材を採用する病院もあります。

一例として、国立病院機構京都医療センター（京都市）では２００９年から、診療諸記録作成の専門職を独自に養成する「スペシャル医療クラーク育成コース」を実施。３か月を最長としたカリキュラムを用いて臨床現場で実践を積み、試験の合格を条件に人材を本採用としています。

香川県立中央病院（高松市）では、新旧関係なく医療クラークとしてのスキルアップを図るため、研修や勉強会を積極的に行っています。１週間ほどかけて行われる新入職員研修では、基礎研修や院内での実務研修により総合的な能力を身につけ、その後、約１か月かけて配属先に応じたＯＪＴ研修を受け、クラーク業務の完全習得を目指します。

このように、病院全体で医療クラークの業務を洗い出し、その養成に取り組むことは、病院経営にとってもさまざまなメリットをもたらします。

まず大きなメリットとして、医師の雑務を医療クラークが分担することで、医師の過重労働が軽減し、心身の疲労による医師の退職や医療過誤を未然に防ぎます。

さらに診療現場においては、医師と患者とのやりとりを医療クラークが素早く正確に入力することで、カルテの質の向上にもつながり、不要なトラブルを防ぐことができるのです。また、医療クラークが事務作業を担うことよって、実際に患者の待ち時間を短縮できているという病院もあります。待ち時間が長びいている患者に声がけをするなど、診療が円滑に進むよう臨機応変にフォローすることもまた、医療クラークの重要な役割のひとつです。このような医療クラークの患者への対応が、病院の評判を上げることはまちがいないでしょう。

医療クラークの運用・養成によって、医師や看護師などに必要な時間が生まれ、専門業務に集中できる環境が整い、優秀な医療クラークによる診療記録の入力や管理がカルテなどの質を上げ、ひいては診療の質の向上、病院への信用・信頼につながっていくでしょう。

※１　医師以外の職種（看護師等）の指示に基づく事務作業や、診療報酬請求のために病棟での事務作業などを行う役割を担うこともあるため、一概に「医療クラーク＝医師事務作業補助者」とは限らない。

## 他の医療従事者との〝役割分担〟を

先の医療クラークの運用と同様に、医師の業務負担の軽減策のひとつとして、医師と他の医療従事者の〝役割分担〟の推進が挙げられます。

一例として、川崎市立川崎病院（川崎市）が掲げた勤務医の負担軽減計画（２０１８年度）の一部をみてみましょう。

左表からは、医療クラークや看護師による役割を拡大する取り組みの他、薬剤師や専門資格を有する看護師の配置によって、適切な業務の分担を推進していることがわかります。

まず薬剤師の運用については、かねてからその効果が期待されています。

厚生労働省による「病院勤務医の負担軽減とチーム医療の実施状況に関する調査」（２０１４年度）からは、処方提案や投薬に関する入院患者への説明を病棟に配置した薬剤師が行うことで、医師の８割以上が「負担軽減につながっている」と答えていることがわかっています。

また、病院調査の結果では、薬剤師との業務の分担に取り組んでいる医療施設は約６割、少なからず効果があったとの回答は８割を超え、薬剤師の役割は効果的だといえます。

| No | 取組内容 | | 平成30年度の目標 | 目標達成のための手順 |
|---|---|---|---|---|
| 1 | 医師と医療関係職種、医療関係職種と事務職員等における役割分担 | 初診時の予診の実施 | ・初診（予約外を含む）患者の問診やトリアージについて、医師事務作業補助者や看護師による役割を拡大する取り組みの推進 | ・問診ついて、医師事務作業補助者を増員し入力作業を実施するとともに、電子カルテの増設を行う。また、看護師のトリアージに関するスキルアップにつながる研修を充実を図る。 |
| | | 入院の説明の実施 | ・看護師によるクリニカルパス患者への入院経過に関する説明等の分担の推進<br>・入院時支援加算取得に向けた医師、看護師、薬剤師等による役割分担の推進 | ・医師、看護師によるクリニカルパスの見直しや患者情報の共有を進め、患者への看護師による入院説明を拡充していく。<br>・入院前の患者説明について、看護師による検査説明や入院計画書の作成、薬剤師による持参薬の確認、中止薬の説明等を試行的に可能な診療科から開始していく。 |
| | | 服薬指導 | ・薬剤師外来の試行実施 | ・泌尿器科等により薬剤師外来を試行的に実施し、業務負担軽減の検証を行う。 |
| | | 静脈採血等の実施 | 〔目標達成項目〕<br>・外来治療センターにおける抗がん剤の静脈注射について、専門資格をもつ看護師の配置の維持 | ・引き続き、静脈注射認定レベル3看護師の増員等、医療行為の有資格者の配置を維持し、医師の医療行為の業務負担軽減を目指す。 |
| | | 検査手順の説明の実施 | ・外来患者への検査手順説明職員の配置による役割分担の推進<br>・手術・検査前に中止する薬剤のシステム化及び説明マニュアルの作成 | ・外来における検査説明看護師等の配置継続による医師の業務の軽減を図る。<br>・電子カルテへの手術・検査前に中止する薬剤の電子カルテのシステム化及び薬剤師よるマニュアルの作成を行う。 |
| | | その他 | ・医師事務作業補助者の配置体制及び人員の拡充<br>（30対1の補助体制加算の取得） | ・各診療科等とのヒアリングを実施し、医師事務作業補助者の効果的な配置を調整する。<br>・ハローワーク等を活用する等、安定した人材確保に努める。<br>・次年度に向けて予算拡充の調整を実施する。 |
| | | | ・助産外来の継続確保による産科医師の負担の軽減 | ・助産師の人材確保、人材育成の実施による妊婦の健康管理や保健指導、相談、分娩の管理を実施する。 |
| | | | ・がん相談支援センターを活用し、相談員が患者及び家族への説明をする等の役割分担を推進し、医師による説明等の負担軽減 | ・がん相談支援センターの充実と相談員のスキルアップを図り、効果的な相談体制のもとで、医師の負担軽減を図る。 |
| 1 | 医師と医療関係職種、医療関係職種と事務職員等における役割分担 | その他 | ・地域医療連携の推進により、初診時の効率的かつ効果的な診察の実施 | ・在宅、退院、転院調整支援の充実強化、紹介率・逆紹介率の向上、開業医訪問の強化等、積極的な地域医療連携に取り組む。<br>・地域医療連携システムを導入を進める。<br>・地域医療連携の会の開催による顔の見える関係を構築する。 |
| | | | ・院外処方せんの疑義照会業務を軽減 | ・「院外処方せんにおける疑義照会簡素化プロトコル」を策定し、院外薬局との連携により業務負担の軽減を図る。 |
| 2 | 勤務計画上、連続当直を行わない勤務体制の実施 | | 〔目標達成項目〕<br>・適切な労務管理の実施<br>・人材確保につながる取り組みの強化 | ・適切な労務管理の下で勤務表を作成するよう、管理職医師に例月の所属医師の時間外勤務状況を報告する。<br>・出退勤管理システムを導入する。<br>・有能な人材を確保できるよう人材確保に関するイベントへの参加、広報等を実施する。 |
| 3 | 前日の終業時刻と翌日の始業時刻の間の一定時間の休息時間の確保（勤務間インターバル） | | ・適切な労務管理の実施<br>・人材確保につながる取り組みの強化 | ・適切な労務管理の下で勤務表を作成するよう、管理職医師に例月の所属医師の時間外勤務状況を報告する。<br>・出退勤管理システムを導入する。<br>・有能な人材を確保できるよう人材確保に関するイベントへの参加、広報等を実施する。 |
| 4 | 予定手術前日の当直や夜勤に対する配慮 | | ・適切な労務管理の実施<br>・人材確保につながる取り組みの強化 | ・適切な労務管理の下で勤務表を作成するよう、管理職医師に例月の所属医師の時間外勤務状況を報告する。<br>・出退勤管理システムを導入する。<br>・有能な人材を確保できるよう人材確保に関するイベントへの参加、広報等を実施する。 |
| 5 | 当直翌日の業務内容に対する配慮 | | ・当直明け医師の負担軽減に関するルール化 | ・当直の必要度が高い内科において、業務の平準化を図り、負担が軽減できるよう、翌朝の体制が整いやすい効率化に向けたルール等を作成する。 |
| 6 | 交替勤務制・複数主治医制の実施 | | ・救急科、小児科、新生児内科等で実施している交替勤務体制の確実な確保 | ・適切な労務管理の下で勤務表を作成するよう、管理職医師に例月の所属医師の時間外勤務状況を報告する。<br>・有能な人材を確保できるよう人材確保に関するイベントへの参加、広報等を実施する。<br>・夜間帯の勤務医について、外部応援医師の確実に確保するとともに、コンサルテーションの強化を図る。 |
| 7 | 育児・介護休業法第23条第1項、同条第3項又は同法第24条の規定による措置を活用した短時間正規雇用医師の活用 | | ・平成29年度の育児短時間勤務取得者は5人、引き続き、啓発に努め制度利用を促進<br>・育児短時間勤務制度、部分休業制度を活用し、育児休業中医師の早期復職支援を推進 | ・「職員子育て応援ガイドブック」を活用し、出産前後の各種制度利用について周知を行う。<br>・出産後の医師に育児短時間勤務制度、部分休業について説明し、可能な範囲での復帰を促す。 |

資料：川崎市立川崎病院

≪表6≫「病院勤務医の負担の軽減及び処遇の改善に資する計画」（2018年度）

続いて、看護師がその役割の幅を拡げている事例をご紹介しましょう。

済生会宇都宮病院（宇都宮市）では、看護師が医師の指示下で静脈注射ができると法解釈が変更されたことを機に、特別な研修と訓級を積んだ看護師に、ＣＴやＭＲＩの検査前にする造影剤の静脈注射を任せています。

大分県立看護科学大学（大分市）では、「医師と看護師の業務の間隙を埋めるための職種が必要」だと感じた前学長の草間朋子先生が、「ナース・プラクティショナー（※２）」（ＮＰ＝診療看護師）を養成する大学院コースを創設。患者の症状をマネジメントするため、安全性の高い侵襲性の低い医療行為ができる看護師の養成を目指しています。

この他にも、〝看護のスペシャリスト〟である専門看護師や〝現場のエキスパート〟である認定看護師が、それぞれの分野で活躍の場を拡げています。

このように看護師の裁量の拡大によって、現在すべて医師任せとなっている業務の一端を分担できるようになり、ゆくゆくは地域医療への貢献にもつながっていくことでしょう。

最後に、医師に「看護師に任せたい業務や、より積極的に関与してほしいと思う業務」について質問したところ、左表のような回答が得られました。

※２　アメリカ等の「ナース・プラクティショナー」に相当する資格は、現在の日本にはありません。

| | |
|---|---|
| ・カウンセリング的業務 | ・積極的問診 |
| ・薬剤の負荷試験、夜間の投薬 | ・麻酔時の維持モニター |
| ・不在時のオーダー入力、入力業務 | ・ある程度の侵襲的行為 |
| ・CVラインの抜去 | ・手術の助手 |
| ・指示や簡単な処置 | ・同意書の取得 |
| ・創傷の処置、抜糸 | ・人工呼吸器管理 |
| ・紹介状の作成、診療録の記入、書類作成 | ・積極的問診 |
| ・外来補助（とりあえず外来についてほしい） | ・病棟での手技の補助 |

・普段ルーチンで行っている処置など（ICUなら中心静脈路やAライン確保など）
・事前指示で予測可能な突発的病態への対応
・血液ガス採取 胃管チューブ挿入 常備薬のオーダー
・動脈血採血　尿道カテーテル挿入
・点滴確保、中心静脈路などの抜去　簡単な創部の縫合、経鼻胃管の挿入
・注射・点滴の類い、バイタルサインのチェックと危険度の判定
・種類により静注制限のある薬剤があるが、医師の指示があれば、積極的にできるようにしてほしい
・患者への説明（特に、輸血の説明等可能なもの、検査結果、治療方針など）

資料：m3.comサイト『医療維新』～レポート「医師と看護師、業務の在り方調査」

≪表７≫「医師が看護師に求める〈診療の補助〉」（一例）

《コラム②》

## 医療スタッフが活躍している病院の成功例

### 多職種連携の要は看護師と医療クラーク

これまでみてきた通り、医師にとって大きな支えとなる看護師や医療クラークをはじめとする医療スタッフが、より知識を身につけて新たな役割を担い、活躍の幅を広げている好例があります。

岡山県倉敷市の医療法人和陽会まび祈念病院・副院長、医療法人和香会倉敷スイートホスピタル・リウマチセンター長の棗田《なつめだ》将光先生の話をご紹介しましょう。

棗田先生は、これまで多職種連携のチーム医療を実践してきた中で、チームの要となっているのは看護師と医療クラークであると言います。

「患者が本当に求めていることを時間をかけて引き出し、医師にフィードバックする」「医師が必要と考える治療について患者に丁寧に説明し、患者の納得を得て安心感を与える」など、特に患者とのコミュニケーションの部分において、その力が発揮されています。

また、「もっと勉強して患者さんを支えたい」と、リウマチケア看護師資格を自発的に取得する看護師が増え、治療の一助を担うようになっているそうです。そのため、「患者さんと身近に接する時間が長いからこそわかる、治療決定などにかかわる重要なヒントをもらえた」と、棗田先生は話します。

さらには医療クラークも、基本は医師が診療に集中できるよう事務を代行するのが主な仕事である中、医師や看護師から専門的な知識や情報を得るにしたがって、患者の話を聞いたり、わかりやすいよう簡単な説明をしたりしているそうです。このように看護師と同じような目線で、医師と患者とをつなぐ役割も担うようにもなっています。

治験や臨床研究においても、看護師や医療クラークは大きな役割を果たすようになったそうで、臨床研究では、治験コーディネーター（ＣＲＣ）が行う患者への説明や協力依頼、同意書やアンケートの記入依頼等について、その一端を担ったと言います。

「医師の横につく看護師、診療情報を記録する医療クラークが、専門的な知識や情報を蓄え、同時に患者さんをよく見て、よく知っていてくれるからこそ、個々の患者さんに合った最善の医療を提供できるのです」

棗田先生がそう話すように、患者の真のニーズを引き出し、自発的に学ぶことで、医師の期待に応える医療スタッフが、医師にとって、病院にとっても多大な貢献をもたらしていることは言うまでもないでしょう。

# 第3章

# 一病院あたりの外科医の数が少ない

〈現状〉

・日本は医師が少ない上に世界一病院の数が多いため、医師が分散されている
・経営不振に陥った病院の譲渡や統廃合が各地で相次いでいる
・当直医の専門によっては、救急の受け入れができない

ずばり！

# 「病院のセンター化や分業化」が必要です

**〈解決策〉**

年々救急車搬送が増加していることもあり、24時間３６５日、救急の受け入れが可能な体制を整えることは重要です。

病院の機能によって分担（＝分業化）する、または、病院をセンター化することで、救急で必要とされる医師の力を集約することができるでしょう。

## 世界で最も多く病院を抱える日本

医師不足が叫ばれて久しい日本ですが、実は医療機関の数自体は、17万８８１６施設もあります。その内訳は、「病院」が８４３９施設、「一般診療所」が10万１５０５施設、「歯科診療所」が６万８８７２施設となっています（２０１７年１月末時点）。

病院数の多さと共に、病床数、ＣＴおよびＭＲＩの台数も、日本は世界１位となっています。

一方で、病院数が世界２位のアメリカには、およそ５０００前後の施設があります。アメリカの国土は日本の25倍以上、人口は２・５倍以上であることを考えると、日本に病院がいかに多いかは明白です。

しかも、病院の機能に目を向けてみると、日本では「社会的入院（※３）」、つまり、医療目的以外の介護目的等で病院を利用する患者が多い傾向にあります。日本の病院は、海外から「病院と介護施設の複合施設」であるかのように見られているのです。

これには、１９７０年から始まっている急速な高齢化と、日本の医療制度の特徴が背景にあると考えられます。

次の図で、ＯＥＣＤ主要国との国際比較をみてみましょう。

まずは「人口１０００人あたりの臨床医師数」について、日本の医師数が２・３人であるのに対し、最も数値が近いアメリカで２・６人、最も多いドイツで４・１人といった状況です。日本の看護職員数は、イギリス、フランスよりも多いものの、前述のように社会的入院患者が多いことから、日本の看護師の多忙な状況は想像に難くありません。

また、「病床１００床あたりの臨床医師数」をみると、日本は17・１人と劇的に少ないことがわかります。日本の病院数は世界一とあって、一病院あたりの医師数が圧倒的に不足していることは明らかであるといえます。

ちなみに、最も多いイギリスは１００・５人と一見、十分に体制が確保されているようではありますが、ドイツ、フランスよりも病院数が少ないこともあり、実は医療の待機問題を生じさせています。次いで多いアメリカは、病院数が多いにもかかわらず85・２人、医師数が多いドイツでは逆に49・０人と、毎年その格差は広がっています。

※３　医学的には入院の必要がなくなったにもかかわらず、病院で生活をしている状態。

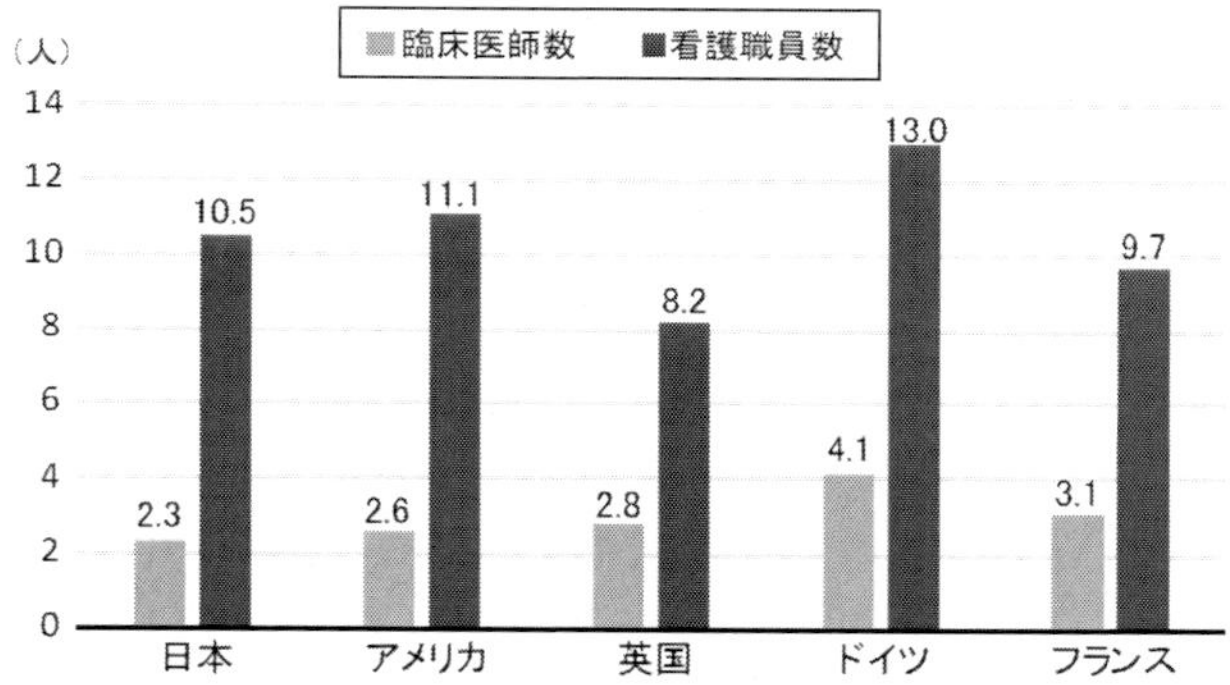


資料：OECD Health Statistics 2015

※日本は 2012 年、アメリカは 2013 年、英国は 2013 年、ドイツは 2013 年、フランスは 2014 年のもの。

≪図 10≫「人口 1000 人あたりの臨床医師数、看護職員数」

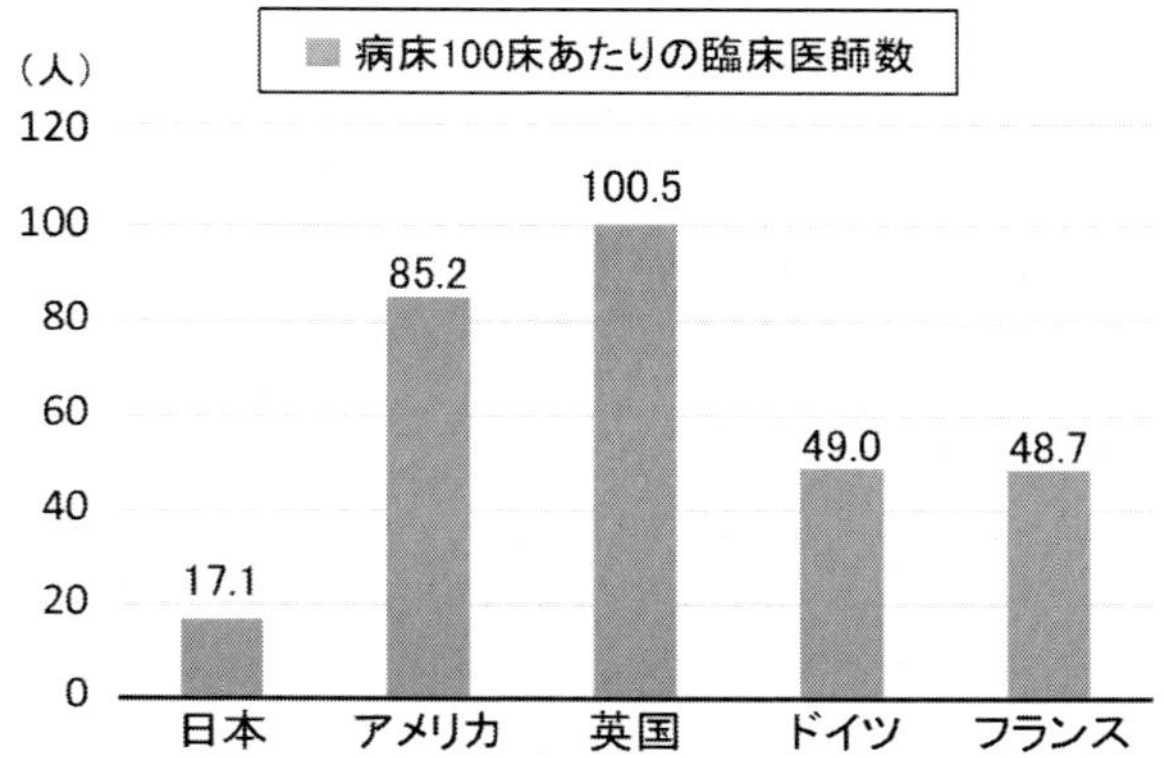


資料：OECD Health Statistics 2015 より厚生労働省政策統括官付政策評価官室作成

※日本は 2012 年、アメリカは 2012 年、英国は 2013 年、ドイツは 2013 年、フランスは 2012 年のもの。

※病床 100 床当たりの臨床医師数は、臨床医師数を病床数で単純に割って 100 をかけた数値。

≪図 11≫「病床 100 床あたりの臨床医師数の国際比較」

日本の医療制度の特徴として、１９６１年に国民皆保険を達成し、だれもがどの病院でも自由に診察を受けることができる「フリーアクセス」が確立されています。

　日本は医療機関への受診が容易とあって、ＯＥＣＤ諸国の中でも人口10万人あたりの外来受療率が高い（1人あたりの受診回数：12・8回）ことからも、病院等の利用頻度が高い傾向にあるといえるでしょう。

　その結果が、医師の〝外来診療の負担感〟につながっているといえます（Ｐ61図９参照）。

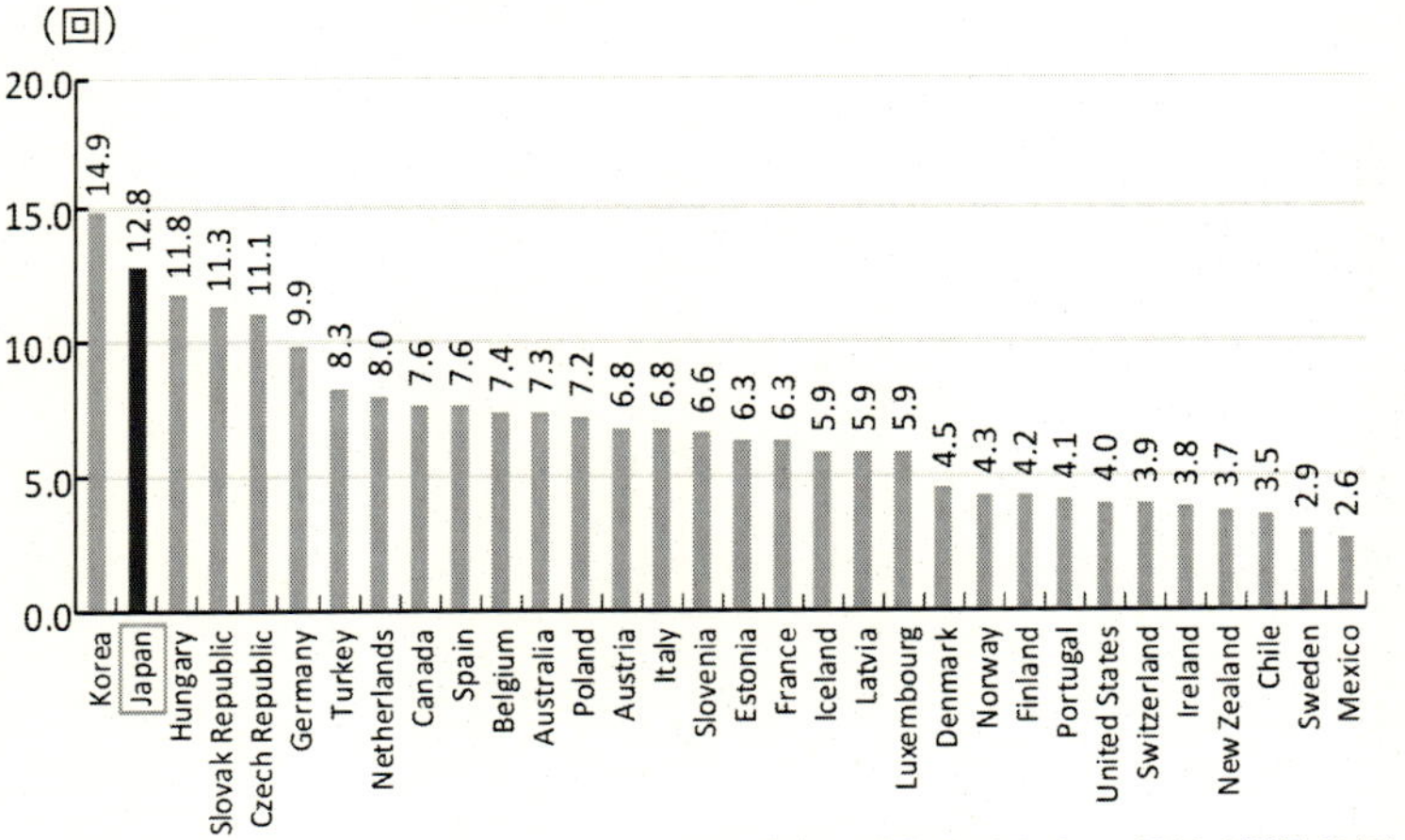


資料：OECD Health Data 2016（JUNE 2016）

≪図 12≫「1 人あたりの受診回数」（2014 年）

また、公的なしくみで医療財政をまかなっているドイツ、フランス、イギリスなどでは、大半の病院が「公的病院」となっています。逆に、医療財政が民間の医療保険で成り立っているアメリカでは、およそ75％が「民間病院」となっています。

日本はこの両面を併せもった特殊な状態で、医療財政は公的なしくみとなっているにもかかわらず、民間病院を中心とした医療提供体制にあります。

およそ８５００ある病院のうち、７割が民間病院（私立病院）、３割が公的な病院（国立病院・公立病院）となっています。

この現状から、民間病院の経営努力によって、日本の医療費が抑えられているといった一面がうかがい知れます。同時に、これほどまでに日本の病院数が増えたのも、国や制度によって病院の数を規制することが難しかったと考えられます。

医師不足に歯止めがきかない状況にもかかわらず、この過剰なまでの病院の多さによって、病院医療の崩壊、病院の廃業までもが懸念されます。

高齢化が加速度的に進む中にあって、今や日本の医療制度、病院経営は、財政面・サービス面でさまざまな問題を抱えています。

これらの問題にどう向き合っていくか、一病院では到底対処できないことは明らかです。

## 医師の集約化と病院間での役割分担

事実、病院の7～8割が赤字経営とあって、病棟のみならず、病院そのものの統廃合が深刻な問題となっています。

この状況を打破するには、中小規模の病院をセンター化して医師を集約する、もしくは、病院の機能ごとに役割を分担することにあると考えます。

明らかに不足している医師数を考えると、せまい日本に病院が多数あるために医師が分散され、きわめて合理的ではないといえます。

また、日本のCTおよびMRIの台数は世界1位とあって、近いエリア内で多くの病院が高額の医療機器を導入して利用している現状も、非効率といえるでしょう。

病院のセンター化について、「小規模の病院がたくさん散在するのではなく、しっかりとした大規模の病院が必要十分にあるほうが、ゆくゆくは患者さんのためになるのではないか」と進言するのは、企業経営にも携わる脳外科医の豊田剛一郎医師です。

「小さくてもある程度、救急を受け入れられるような病院は必要だと思いますが、大きな病院まで車で数十分もあれば行けるようなエリアで、いくつもの病院が救急を受け入れるのは効率的とはいえません」

また、ご自身の経験から、「日本には3人程度の脳外科医チームでふんばっている病院が同じエリアに複数存在していることがありますが、このような病院を統合して、脳外科チームをつくったほうが、患者さんのためにも働く側にとってもいいでしょう」と考えています。

病院のセンター化によって医師の数と診療科目を集中させることで、スタッフ一人ひとりの負担が減るだけでなく、例えば夜間救急の場合に、当直医の専門外だからと患者が〝たらいまわし〟にされることも少なくなるでしょう。

さらには、医療設備を効率よく利用でき、その維持にかかるコストも割安になることも考えられます。

病院の役割分担については、「外来医療」の役割分担に取り組んでいる例がすでにあります。主に、地域の拠点となるような病院での「一般外来」機能を縮小するにあたり、診療所等を主体として一般外来診療を受け入れる取り組みを行っています。

拠点病院が「かかりつけ医」の機能を診療所等に依頼することで、拠点病院は紹介外来を重視し、急性期機能（特に入院治療）に人的資源等を集中させています。診療所等との連携によって、医師の負担を軽減し、医師が本来の能力を十分に発揮できる環境整備がなされています。

このように、病院の機能ごとに役割分担をすることでも、医師の力を集約化することができるといえるでしょう。

また、救急医療に対しては「病院群輪番制」を導入することで、病院間の役割分担を図ることができます。

日本における救急医療体制は、都道府県が作成する医療計画に基づき、患者の「重症度」に応じて、初期（第一次）、第二次、第三次救急医療の３段階体制をとっています。中でも最も多忙な第三次救急医療機関の負担軽減の一助となるのは、第二次救急医療機関の存在です。

ところが、第二次救急医療機関の体制や活動状況は、都道府県によってさまざまです。まず、体制として医師の数が１～２名の医療機関が７割、当番日における医師数が１名であるところは43％、２名以下で71％となっています。

診療科目については、医師が複数いる病院では、内科系１名、外科系１名、小児科１名といった状況です。

この体制を見る限り、三次救急の十分な受け皿とは言い難くもあります。

しかも、同一県内であっても、数千もの救急患者を受け入れている施設がある一方で、ほとんど受け入れていない施設がある上に、活動が乏しいところが比較的多くを占めていることが、厚生労働省の調べによってわかっています。

救急車搬送が増加傾向にあることも含め、救急医療の課題は山積みです。今後は、

**・地域での確実な搬送受入体制の構築のために、どのような取り組みが必要か**
**・現状、受け入れが少ない二次救急の救急搬送を増やすにはどうすべきか**
**・救急医療体制を確保するため、新たな医師負担軽減策をどう講じるか**
**・救急告示病院と二次救急の一元化を進めるにあたっての課題はあるか**

これらを地域と連携・協働して考え、解決の糸口を探っていく必要があるといえるでしょう。

# 第4章
# 外科医としての寿命が短い

〈現状〉

・外科医として一人前となるのに10年はかかるため、第一線で働ける期間が短い
・老齢による視力の低下など、手術に適した能力や体力の限界を迎えるのが早い
・より多くの手術経験を積み、常に技術を磨き続けることが必要

ずばり！

## 「ジェネラルに領域を広げること」が必要です

〈解決策〉

自身の専門性を活かしてジェネラルな方向へと希望を拡げ、外科以外の選択肢を増やす必要があります。

手術によって自ら治療ができる外科医の経験をもとに、幅広く多角的に高度な水準で診ることのできる〝診断力〟に特化した医師を目指すのもひとつです。

## 外科医として〝現役〟であるために

手術が必須の外科医にとって〝手先の器用さ〟が重要であることはいうまでもありません。「神の手」と呼ばれるような特別な能力ではなく、あくまで標準的な技術を標準的に遂行できる能力が求められます。

内科系医師の場合は、知識や症例といった情報が何よりの武器となりますが、外科系医師の場合は、技術を裏打ちする知識に加えて、技術そのものを磨くことが何より重要であるといえるでしょう。

私も若いころは、先輩から「糸縛りが遅い」と言われ、時間を見つけては技術の研鑽に日々励んだものです。

さらに、手術を取り巻く技術は日進月歩を遂げています。器械や装置の進化と共に、それを扱う外科医自身の技術も伴っていかなければ、先進医療は成り立ちません。

医療の目覚しい進歩を背景に、患者のニーズも年々高まってきていることもあり、外科医にはより高いスキルが求められています。

こうした中、外科医としてのスキルを磨くために、自身のキャリア形成に必要な症例と経験を求めて、大学医局から総合病院へと転職する医師も少なくありません。

このように、外科は〝経験＝技術〟がものを言います。

ここで、外科医の年齢（＝医師としての経験年数や手術経験）が、手術の成功率に関係するかを研究した調査結果をご紹介します。

ハーバード公衆衛生大学院（現・ＵＣＬＡ医学部助教）の津川友介医師は、手術を受けた患者の致死率を外科医の年代ごとに比較し（※４）、次のように発表しています。

**【年代別・外科医の手術による患者の致死率】**

| ［医師の年齢］ | ［患者の致死率］ |
|---|---|
| 40歳未満 | ６・６％ |
| 40～49歳 | ６・５％ |
| 50～59歳 | ６・４％ |
| 60歳以上 | ６・３％ |

この調査結果からは、「医師が高齢になるほど、致死率が低くなった」ことがわかりま

す。つまり、「経験豊富なベテラン医師のほうが、手術の成功率が高い」ともいえるでしょう。

このように、その外科医の〝今〟の技術が、これまでの症例数や執刀経験がベースとなっていることは明らかとなっていますが、過去にどれほどの手術経験があろうとも、「今現在、どれだけ手術を行っているか」が何より重要です。

年齢や経験に関係なく、今現在、より多くの手術を行っている外科医が優れているともいえるのです（一概に「数が一番」とは言い切れませんが）。

経験値がものをいう医師の世界には「定年」がなく、医師として働き続けることができます（医療機関には定年があります）。

しかし、外科系の場合は手術が中心となるため、大半の外科医は〝生涯現役〟であり続けること、手術を続けることは難しいのが現状です。年を重ねるにつれて、少なからずデメリットが浮き彫りとなってきます。

大きなデメリットは、いわずもがな、誰しも避けては通れない心身の機能の衰えです。

加齢に伴って視力が弱まったり、手が震えるようになったりすると、どうしても〝外科医引退〟を考えざるをえません。手術ができなくなるわけではありませんが、体力や集中力が低下し、判断力が鈍くなるなど、老化現象には抗うことはできません。加齢を原因とする以外にも、あまりの多忙さに体力的な限界を感じはじめると、引退や転科を考える傾向にあるようです。

また、一人前の外科医になるには通常、10年程度の年月を要します。卒後10年もの間は修業期間中の〝若手〟扱いで、35～44歳でやっと一人前の働き盛りを迎えます。外科医の平均年齢が52・9歳と、他科よりも高い（医師全体の平均49・6歳）とはいえ、一人前として実働できる時間は限られています。

つまり、「〝一人前の外科医〟としての寿命が短い」ということになります。

ある医師は、「外科医のキャリアは、10年区切りで段階的に変化していく」といいます。多くの外科医は、卒後25歳から約10年間の修業期間を経て、35歳頃から働き盛りに突入し、45歳前後のタイミングで、40代後半以降のキャリアについて考えます。

- 自身の専門領域にこだわり続ける
- 専門にはこだわらずに広義に外科やその周辺領域で活躍する
- 内科やジェネラルな領域へとシフトする

主にこの３つの方向性が考えられます。

また、45歳頃から後進の教育に力を入れはじめ、そして、体力・集中力の低下等から、新たな手技を身につけることが難しくなってくる55歳前後で、いったん〝第一の定年〟を迎えます。

以降は臨床の続行、病院経営への参画、あるいは、地域に出て他院と連携体制を構築するかに分かれ、その10年後の65歳頃に〝制度上の定年〟を迎えます。

外科医として、いつまで第一線で働き続けるか。年齢を追うごとに、外科医としてどう医療現場に携わっていくか。これは医師自身がコントロールできるのです。

現役を退いた外科医のその後、キャリアチェンジについて、次の項から考えていきましょう。

※４　アメリカの病院に勤務する４万５８２６人の外科医の手術を受けた89万２１８７人の症例（２０１１～２０１４年）を対象とした比較調査。

## 外科医のセカンドキャリアを考える

「エムスリーキャリア」の調べによると、40代中盤から50代以降にかけてのタイミングで、外科医が手術の第一線を退くことが多いことがわかっています（科目によって異なる）。

例えば、第一線で活躍できる期間が比較的長いほうである、消化器外科・一般外科・整形外科・泌尿器科などの医師は、40代後半～50代くらいから「セカンドキャリア」を考えはじめる傾向にあるようです。

医師のセカンドキャリアは、診療科・科目によっても異なります。

内科系などの場合は、定年後も継続雇用で診療を続けるか、診療所を開業するケースが多いようです。

一方、外科医であっても、専門とは異なる診療科で開業することはできます。

また、民間病院では、50～60代を迎えた外科医が院内の内科に転科するケースもあるといいます。特に、救急診療にも携わってきた外科医であれば、ジェネラリストとしても通用する内科的な臨床能力が自然と備わっているため、疾患によっては、内科医よりも正確に診断できることもあるのです。

外科医のセカンドキャリアとしては、科目ごとに以下のようなキャリアチェンジが挙げられます。

まずは、これまで培ってきた専門性を武器に、内科的治療中心の診療をはじめ、主に慢性期医療寄りの医療機関（療養型病院など）で働くスタイルです。

・脳神経外科医：脳ドック、リハビリテーション領域での活躍
・呼吸器外科医：呼吸器内科領域へのシフト
・整形外科医：リハビリテーション領域での活躍
・消化器外科医：内視鏡検査のスキルを活かし、消化器内科領域へのシフト
・泌尿器科医：透析管理、専門外来での活躍
・一般外科医：簡単な外科処置が求められる総合診療科での活躍

外科的な処置を必要とするケースが多い総合診療科では、外科医のキャリアをそのまま

活かせる可能性が高いでしょう。救急診療で培われたジェネラルな臨床能力に加え、縫合などの外科的処置をこなせる外科医のスキルは歓迎されます。

また、ケアミックスや在宅医療の現場でも、外科の経験・能力は、期待されています。

**・心臓血管外科医：循環器系疾患を中心とした、生活習慣病全体を診る家庭医としての活躍**

**・その他（一般外科医を含む）：緩和ケア領域、在宅医療での活躍**

近年、地域の緩和ケアのニーズが高まる中、緩和ケア病棟の新設や病棟転換をはかる病院も増えています。がん治療に携わってきた外科医であれば、緩和ケアにシフトするというキャリアも考えられます。

慢性期病院や老健をはじめ、高齢者が多い診療現場では、外科的スキルが必要とされる場面が多く、内科的な診療と外科的な処置を担える外科医がその活躍の場を広げています。在宅医療においても、訪問診療で活躍する医師に外科領域出身者は多いといいます。

このように外科系の場合は、よりジェネラルな方向へと希望を拡げることで、選択肢が格段に増えます。さらには、外科の経験を活かし、診療の幅を応用自在に拡げることもできるのです。あわせて、手術以外の手技を身につけたり、勉強したりすることで、新たなやりがいを見つけることもできるでしょう。

また、若いうちからハードな勤務に耐え、年齢にかかわらず、当直などにも柔軟に対応できる外科医のポテンシャルの高さは重宝されます。

いずれにせよ、外科医として磨いてきた全身管理能力やいざというときの緊急対応能力や判断力が、医療機関も含めた多様な施設から高く評価してもらえる傾向にあることはまちがいありません。

セカンドキャリアの外科医を求める声は、意外にも多くあるのです。

たとえ手術ができなくなったとしても、後輩の教育・育成をサポートする、診療所に在籍して地域医療に貢献する、家庭医・産業医など新しい領域に挑戦するなど、外科医にはまだまだ幅広い選択の可能性があるといえるでしょう。

《コラム③》

## フリーランス外科医・横山の経験から

### 外科医にとって〝魅力的な病院〟とは？

魅力的な病院の条件は、挙げればきりがないほどにありますが、何より〝働きやすい〟ことが一番です。働きやすい病院かどうかの基準は人それぞれですが、ここでは個人的な視点から５つ提案させていただきます。

**１）【勤務時間】**

女性医師がライフイベント（結婚・出産・育児・介護等）を迎えると、仕事を続けにくいといった現状は、今や見過ごせなくなっています。短時間勤務や日勤のみなど、ワーク・ライフ・バランスを重視して勤務時間・日数を調整できるといいでしょう。

**２）【評価・報酬】**

勤務時間や外来数の他、診療以外の取り組み（後進の教育）なども考慮した、客観的な評価制度が設けられていることを望みます。正当な評価・報酬が得られること、何よりそれを本人が納得できる人事評価であるかが重要です。

**３）【専門性】**

ミッションとタスクが明確化されていて、本人の意向・能力と職務内容が合っているかどうか。自身の専門の診療に集中できる、専門性を活かせる環境がベストです。

**４）【成長・教育】**

医師として成長を実感できるか、〝働きがい〟や〝使命感〟を持てるかも、働く上で大切な要素です。また、職務を全うしていることへの評価や後進の育成などによる自身の存在意義の再確認は、モチベーションにもつながります。

**５）【先進医療】**

医師の負担軽減が講じられているだけでなく、〝やりがい〟の向上もカギとなります。先進医療に携わることのできる環境は、外科医のやる気を引き出します。

外科の道を選んだからには、「人のお役に立ちたい」、「人の命を救いたい」のです。決して楽に働きたいわけではなく、よりベストな状態で診断・手術を行いたい。それが叶う職場環境であることが、私にとっての〝魅力的な病院〟といえます。多くの外科医にとっても、きっと同じことだと思います。

# 第5章

# 外科医の訴訟リスクが高い

**〈現状〉**

・過去の医療訴訟や件数の多さもあって、外科医が敬遠されている
・医療訴訟などに対しては現状、個々人でリスクヘッジするしかない
・訴訟に発展するリスクが高まっている上に、賠償金も高額化傾向にある

ずばり！

## 「無過失補償制度の拡充」が必要です

〈解決策〉

ひとつは国の主導による「無過失補償制度」の拡充にありますが、すぐには実施することが難しいため、医療機関ごとに対策を講じる必要があります。

事故原因の究明、再発防止、医療安全管理・リスク管理、これらが今最も有効なリスクヘッジになるといえるでしょう。

## 日本の医療訴訟の現状

医師および医療スタッフに、精神的にも時間的にも大きな負担を強いる「医事関係訴訟（医療訴訟）」。

医療訴訟は、医療従事者を疲弊させるだけでなく、萎縮医療の原因ともなりかねないため、これをいかに防ぐかは医療業界全体にとって喫緊の課題といえるでしょう。

同時に、不当な訴訟から医師を守るため、ひいては病院の信用を守るためにも、医療機関ごとにリスク管理体制の強化が求められています。

まずは、医療訴訟の現状をみていきましょう。

２００４年時点での１１１０件をピークに、医療訴訟の新受件数（年間に裁判所に訴訟提起される医療訴訟の件数）は近年、微増減をくり返してはいますが、２０１７年現在で８５７件、ここ5年連続は毎年８００件以上もの訴訟が起こっています。

これは、訴訟にまでは発展していない医事紛争のごく一部の数値なのです。

その内の約半数は、和解（示談）で終了しています。その理由として、明らかな医療ミスの場合、訴訟前に和解が行われるケースが多いことが挙げられます。
そして、話し合いで解決できずに判決に進むことになった場合、判決に至った訴訟の認容率、つまり医療機関側の敗訴率は、ここ5年で約20％程度となっています。

続いて、医療訴訟件数が特に多い診療科を取り上げました。

**【医事関係訴訟事件（地裁）の診療科目別既済件数】（２０１７年）**

内科・・・・・１８１件
外科・・・・・１１２件
整形外科・・・・１００件
歯科・・・・・88件
産婦人科・・・54件
形成外科・・・30件

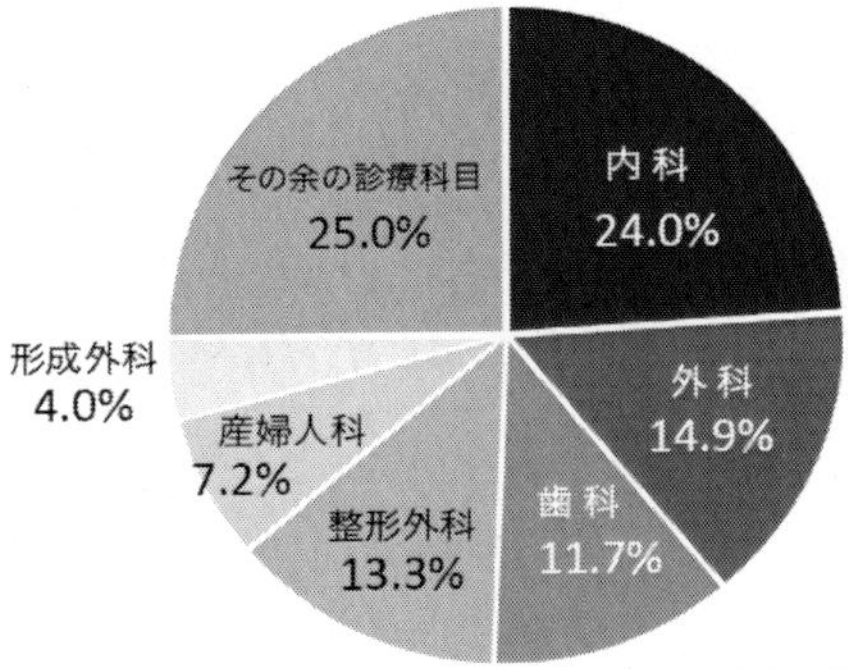


資料：最高裁判所

※文中及び円グラフの数値は、各診療科における医療事故の起こりやすさを表すものではありません。

≪図 13≫「診療科目別既済件数割合」（2017 年）

内科の訴訟件数が最も多いのですが、これを「診療科別にみた医師数」（P15表2参照）と照らし合わせてみると、外科の訴訟件数が圧倒的に多いことがわかります。

また、訴訟となった場合にどの程度の時間を拘束されるか。

医療訴訟事件の場合は平均24・2か月間（2017年）と、民事裁判の中でも長い期間を要するほうに分類されます。平均審理期間は年々、少しずつ短くはなってきているものの、約2年もの時間を費やすことになります。

医事紛争においては、カルテ等への「記録」が十分でないために解決が難航し、時間がかかることが多いとされています。

カルテの記載に関して争点になることが多い項目は、「問診内容」「説明の有無およびその内容」「患部の所見」「患者に対する指示内容」などで、その場で記録されていない限りは証明することができません。

これらは事後に検証できる手立てがなく、特に患者から「説明など聞いていない！」と後々クレームとなっていることが多い項目でもあります。

## アメリカ同様、高額な賠償金が個人負担に

訴訟大国アメリカの実態をみてみると、医療者に何らかの支払い責任が生じた医療訴訟の件数は、２０１３年の１年間だけで１万２１４１件（※５）にも及んだといいます。日本のピーク時に比べて、なんと12倍もの訴訟が起きているのです。

その背景には、アメリカでは医療ミスで死亡する患者数が、年間少なくとも25万１４５４人（※６）いるということが考えられます。「心疾患」、「がん」に続いて、死亡原因の３番目にあたる可能性があるそうです。近年は訴訟件数が減少しているものの、１件あたりの損害賠償請求額は増加傾向にあります。

アメリカの訴訟件数が多い理由には、弁護士の数の多さも一因として考えられます。弁護士が多いため訴訟を起こしやすくもあり、訴訟件数を増加させると共に、高額な弁護士報酬を含む賠償金を要求する傾向にあるようです。

また、医師が加入する「医師賠償責任保険（医師賠）」は、日本のように診療科を問わず全員一律ではなく、診療科別、しかも個人ごとに保険料が異なるしくみとなっています。

**《アメリカの場合》**（一例）

・**内科医（心臓以外）**：80万円（１年目）～２７０万円（８年目）

・**心臓外科**：２５０万円（１年目）～８７０万円（８年目）

・**脳神経外科**：７００万円（１年目）～２３７０万円（８年目、事故あり）

・**整形外科**：３００万円（１年目）～１０５０万円（６年目、事故あり）

・**産婦人科医（全般）**：４２０万円（１年目）～１４５０万円（８年目、事故あり）

**《日本の場合》**（医師個人による差はなく、保険会社による相違もない　※共に掛捨て）

・**一般的なタイプ**：５万８３０円／年

・**最大補償タイプ**：６万６０３０円／年

なんとも驚くべき差です。

高額な賠償金に対して高額な保険料を設定しても、それをさらに上回る判決が続出している上、実際、保険料を支払える医師が少ないのが現状のようです。

これでは保険会社はビジネスとして成り立たず、医師賠の対象となる診療科を限る、撤退する保険会社も出てきているようです。

日本においても、このまま訴訟件数の増加や高額賠償事案が続くとなれば、アメリカ同様、個人医師向けの医師賠を含む保険料アップや、保険会社の撤退も起こり得ます。

アメリカの訴訟事情がそのまま日本にあてはまるわけではありませんが、少なからず影響が出てくる可能性もあるのです。

このように、日本の保険料は世界的に見ても格段に安いといえるにもかかわらず、勤務医の医師賠の加入率はまだ高くはないのが現状です。

新臨床研修制度の必修化以降、研修医に加入を義務づける医療機関が増えたこともあり、20～30代では60～70％が医師賠に加入している一方、40～50代の加入率は50％を割っているといいます。勤務医個人が単独で加入するケースはほとんどなく、大概は何らかの団体を経由して加入しています。

近年、日本においても賠償金は跳ね上がり、勤務医・研修医個人が訴えられるケースも増えてきています。

かつては、患者側は医療機関を相手どって提訴していたのが、今は医療機関と医師の〝連帯責任〟として、それぞれに明確に責任を課す判決も出てきているようです。

研修医個人に８４００万円もの損害賠償の支払いを求めた事例や、２億円を超える賠償請求も珍しくなくなりました。

多くの医療機関では、法人を被保険者とした医師賠と、施設賠償責任保険をセットで保険をかけるのが通例ですが、全国の病院の７〜８割が赤字経営に苦しんでいるとされています。

そのため、従来のように医療事故に対する賠償金などの補償を病院側が負担するには厳しい状態にあり、医師個人に医師賠の加入を義務付けざるを得ないといったところです。

今や医療訴訟などに対しては、医師個人でリスクヘッジするしかないものの、賠償金が高額化傾向にあることから、医師の所得に応じた保険料の高額化もまた避けては通れないこととなるでしょう。このような現状にあって、医師が自らを守るには、何より訴訟にまで発展させずに解決するには、どうしたらいいのでしょうか。

※５　「the National Practitioner Data Bank」より

※６　ジョンズ・ホプキンス大学マーティン・メイカリー教授らのグループの報告より

## 医療事故の原因解明に向けて

医療機関におけるリスクヘッジとして、医療技術の高度化や現場の環境整備はもとより、そもそも医療事故が起こらないようするチェック体制の強化は不可欠です。医師も医療機関も、まずは「医療事故は一定の確率で起こる」と自覚することが何より大切です。

「医療事故」の定義はさまざまですが、最も広義のものとしては、「過失の有無を問わず〝予定通りにいかなかったこと〟はすべて医療事故」であると捉えるべきでしょう。そして、実際に起こった場合の対応策、つまり医療事故の原因究明が非常に重要となってきます。

医療事故に対し、遺族も納得するような原因分析・再発防止の道を探るため、また、医師にとっても患者（遺族）にとっても不毛な医療訴訟に発展させないためにも、厚生労働大臣の指定を受けた第三者機関が新たに設けられました。

「医療事故調査・支援センター」（一般社団法人日本医療安全調査機構）では、医療現場の安全の確保を目指して、次の取り組みを行っています。

・「医療事故調査」の相談・支援
・院内調査結果の整理・分析
・医療事故の再発防止のための普及・啓発等

２０１５年10月に開始した「医療事故調査制度」は、医療事故が発生した医療機関が自ら調査を行い、原因を究明することで、医療の安全の確保と質の向上を図ることを基本としています。医療ミスに対する責任追及を行なうわけではありません。

対象となる事案（医療事故）が発生すれば、どんな医療機関であっても院内事故調査をしなくてはなりません。

調査対象は、医療に起因、または起因すると疑われる患者の死亡・死産のうち、予期しなかったもの（厚生労働省令で定めるもの）となり、過誤の有無は問われません。

支援センターには、２０１８年９月までの３年間で、累計５７４９件もの相談があり、１２００件の医療事故報告が寄せられています。

相談者の累計は、医療機関が３０１５件、遺族等が２２４２件。大半が電話相談によるものです。中でも、遺族等（※7）の相談内容で最も多いものは、「医療事故報告対象の判断」（763件／2018年）です。

診療科別の医療事故報告をみると、ここでも外科の件数が圧倒的に多くなっています。

**【（特に多い）診療科目別の医療事故報告】**（2015～2017年）

外科・・・・・・201件
内科・・・・・・145件
消化器科・・・・103件
整形外科・・・・102件
循環器内科・・・89件
産婦人科・・・72件

これまでみてきた通り、外科医にとっては厳しい現状であることがわかります。

※7　遺族等には、生存事例における当事者やその家族が含まれる。

## 「無過失補償制度」の必要性

現在、日本の医療で「無過失補償（※８）制度」によって国に守られているのは産科だけです。

この制度は、医療行為において、「医師に過失はなくても不可避的に生ずることがある患者の障害」に対する補償制度です。最大の特徴は、医師・医療機関の過失を問わずに、患者に対する補償が成されることにあります。

２００９年、分娩に関連して発症した重度脳性麻痺児とその家族の経済的負担の補償、脳性麻痺発症の原因分析と再発防止、産科医療の質の向上を図るため、全国の分娩機関の加入を得て「産科医療補償制度」が発足・適用されました。これは医師賠償責任保険制度同様、全国的規模、国家的規模の補償制度として実施すべきだと、私は考えます。

世界に先駆けいち早く制度を導入したニュージーランドをはじめ、海外での実施事例等を研究した上で、理想としては全医療に無過失補償制度を実施することが望ましいとされながらも、いまだ他科への広がりを見せていません。

諸外国における無過失補償制度等については、次の表をご覧ください。

| | | フランス | スウェーデン | デンマーク | ニュージーランド |
|---|---|---|---|---|---|
| 根拠法令 | | 患者の権利および保健衛生システムの質に関する法律 | 医療障害補償法 | 患者保証法（医療事故補償法）等 | 侵害防止、リハビリテーション及び補償法 |
| 制定 | | 2002年 | 1997年（1975年より任意の取組開始） | 1991年 | 1972年 |
| 運営組織 | | 国立医療事故補償公社 | 自治体医療事故保険会社（2010年に障害審査株式会社と合併し、Patientförsäkringen LÖFとなった） | 患者保証協会 | 事故補償公団 |
| 財源 | | 主に疾病保険金庫からの一般交付金 | 地方公共団体からの拠出 | 病院団体による強制保険制度 | 主に政府特別拠出金 |
| 補償対象範囲 | 状態像 | ・一時的労働不能が少なくとも6ヶ月以上継続、又は過去12ヶ月に合計して6ヶ月以上あるもの<br>・能力喪失25％以上の障害 | 十分な経験を積んだ医師であれば回避することができた障害 | 当該分野の経験の長い専門家（医師）が、被害を避けることができた診察・治療とは異なる行為をしたことによる損害 等 | ・登録医療専門職の医療行為によってもたらされた傷害であること<br>・治療によってもたらされる不測の結果であること |
| | 医師・医療機関の過失 | 過失がない場合に限り補償（過失がある場合には医療機関が加入する保険で対応） | 問わない | 問わない | 問わない |
| 補償内容 | | 医療事故の治療に要する費用所得補償<br>恒久的身体障害への補償<br>苦痛に対する慰謝料 等 | 医療事故の治療に要する費用苦痛及び後遺障害に対する慰謝料<br>逸失利益 等 | 医療事故の治療に要する費用所得補償<br>苦痛に対する慰謝料<br>恒久的な身体障害への補償 等 | 医療事故の治療に要する費用所得補償<br>恒久的身体障害への補償 等 |
| 訴訟の制限 | | なし | なし | あり： 申請が却下された場合や不服請求の後に裁判所に訴えることは可能 | あり： 申請が却下された場合や不服請求の後に裁判所に訴えることは可能 |
| 原因究明の取組 | | 鑑定人が合議制で医療事故の原因を含む鑑定・報告書を作成 | 医療事故の根本原因分析を行った医療機関に自治体医療事故保険会社がインセンティブを支給 | 医療機関からの不適切事例の報告を受けて、地方自治体が分析 | 事故補償公団が医療事故の契機を特定し、必要に応じ保健省等に報告 |
| 再発防止の取組 | | | ・医療機関ごとの医療事故データベースの提供<br>・セルフアセスメントシートの作成 | 地方自治体が分析した不適切事例の報告を基に、全国医療委員会が提言を行う | 医療事故を匿名化し、傾向やパターンを保健セクター等と共有 |
| (参考)人口 | | 約6,500万人 | 約940万人 | 約550万人 | 約430万人 |

資料：厚生労働省/医療の質の向上に資する無過失補償制度等のあり方に関する検討会「諸外国における無過失補償制度等について」

≪表 8≫「諸外国の無過失補償制度等の概要」

ある時、患者に「困っている患者を、24時間３６５日診るのが医者の仕事でしょ！」と言われたことがあります。

私はムッとして、「時と場合によります！」とだけ答えました。いつしか医師の仕事は、「困った時はいつ何時でも患者を助けるもの」、「治療はうまくいって当たり前、何かあったら医療事故」などと、場合によってはいわれのない責任を問われるようになりました。

これは私見ですが、医療訴訟が起こりやすい背景として、「医者は患者に利益をもたらすもの」と考える〝顧客意識〟が根底にあるようにも思えます。

その一方で、医師としては患者に信頼されるよう、患者の立場に立った説明と診察、治療に尽くすべきだと思います。

医療ミスは当然、あってはなりませんが、「患者との信頼関係の構築」は、医療訴訟に対する最良のリスクマネジメントにもなり得るでしょう。

## 「患者さんが自分の家族だったら、〝どうやって治したいのか〟を常に考えて治療しなさい」

これは、私が常に心に留めている〝師匠の言葉〟です。

私はこの想いを胸に、患者やその家族にとって最良の治療を続けていきたいと思います。

※8　一般に、加害者の存在・有無を問わず、事故被害者に対して補償すること。

《コラム④》

## 医療事故を組織一丸となって防ぐ病院の成功例

### 確かなリスク管理で医師と患者の〝安全〟を追求

「医療安全」が保障されてはじめて、医師は安心して医療行為を行うことができ、患者も安心して診察を受けることができます。

長年、医療安全文化を醸成してきた病院の対策、新しいリスク管理体制の現状をお伝えします。

### ■医療安全管理に取り組む先駆的施設【武蔵野赤十字病院】

２００７年の改正医療法施行以前から、体系的・組織的に医療安全に取り組んでいます。院長直下の医療安全推進室や医療安全推進センターを設置するなど、院内の管理体制を構築。現場に医療安全を浸透・継続させるよう、インシデントレポートの運用や、医療従事者が常時携帯する「緊急対応ガイドブック」「安全ハンドブック」を作成しています。

■ＪＣＩ認証の取得で医療安全を一層強化【三井記念病院】

国際医療安全基準を満たすＪＣＩ認定病院となって、従来の管理体制の見直し・改善を実行。ＪＣＩによって医療の標準化が進んだことで、医療安全対策が立てやすくなり、院内の医療安全文化をひとつの方向性に導くことに成功しています。

例えば、手首に黄色いバンドを巻いた患者は転倒の危険があるなど、職員全員で見守れるしくみをつくっています、

■患者安全や質改善に挑む医師を養成【名古屋大学医学部】

全国でも珍しい医療安全の専従教授がいる名大病院では、中堅や管理職の医師を対象としたリスク管理の専門講座を開講。講義と実習によって、医療安全や医療の質向上を専門的に学べるようになっています。

また、公正な事実把握と対応で安全管理システムの信頼感を高め、多忙な医師に負担感を与えずにインシデント報告を促すよう取り組んでいます。

■教育と対策の積み重ねで医療安全を推進【前橋赤十字病院】

２００２年の医療事故を機に、医療安全対策を一層強化しています。全職種合同のＭ＆Ｍカンファレンスを月１で開く他、職員教育にも余念がなく、医療安全体制強化のためのワークショップやイベントを開催。

全スタッフが手を止めて手術内容を指差し確認する「タイムアウト」の導入や、可視化したフローチャートで即座に問題解決にあたっています。

# 第６章

# 軽症患者の救急搬送や

# 夜間・休日のコンビニ受診が多すぎる

**〈現状〉**

・救急車を呼ぶべき状況かを正しく判断できず、緊急性の低い人が１１９番通報している

・緊急性の低い軽症患者が、日中は予定があるから夜間は空いているからと、自己都合で夜間・休日に来院している場合がある

・二次救急病院や救急指定病院は減少、救急車の出動要請から病院収容までの時間が遅延している

ずばり！

## 「国民の理解と協力」が必要です

〈解決策〉

「救急車は呼べば来てくれる」「医者はいつでも診てくれる」といった考え方を、国民全員が今一度、改めなければなりません。

救急の現状を知ってもらい、〝本当に〟必要な人に対して確実に救急車が出動できるよう理解を広め、協力をあおぐ必要があります。

## 救急搬送と夜間・休日受診の現状

総務省によって取りまとめられた、「全国の救急業務及び救助業務の実施状況等」（２０１７年度）によると、２０１６年中の救急自動車による救急出動件数は約６２１万件、搬送人員数は約５６２万人（共に対前年比２・６％増）に上り、共に過去最多となりました。

救急出動件数について事故種別に前年と比較してみると、「急病」と「一般負傷」の件数は増加している一方で、「交通事故」の件数は減少しています。

このうち、高齢者（満65歳以上）の搬送は約３２２万（約57％）、軽症者（外来診療）は約２７７万人（約49％）という現状にあり、入院加療を必要としない人の搬送が全体の半数を占めています。

さらには、約10％（約64万件）が不搬送となっていることからも、この中には本来、救急車を利用する必要がなかった人もいた可能性があるといえるでしょう。

これらの現状を踏まえ、救急車は「1日に平均1万７０００件」、全国で「約5秒に１回」出動している状況にあり、国民の20人に１人が、１年に１回、救急車を呼んでいる計算となります（２０１８年8月時点）。

このように救急出動件数、搬送人数は毎年のように記録を更新し続けると共に、救急車の台数と救急隊員の人数もまた、年々増加しています。この背景には、高齢者の救急搬送と、緊急性が低い軽症者の救急搬送が大きく影響していると考えられます。

救急医療の受診については、国は以前から国民、患者への理解を求め続けています。総務省消防庁では、救急車を呼ぶべきかどうか判断に迷ったときのための「救急車利用マニュアル」やリーフレットによって、救急車の適切な利用を呼びかけています。また、国が普及を進める「救急相談センター」(「#7119」全国共通ダイヤル)を導入する自治体もあります。

東京消防庁が開設する電話窓口で、急な病気やケガの場合に、「救急車を呼んだほうがいいか?」、「今すぐ病院に行ったほうがいいか?」など迷った際に相談できるようになっています。

相談の対応は、24時間365日、医師や看護師、救急隊経験者等の職員(相談医療チーム)が行い、受け付け可能な相談内容は次のようになっています(「救急相談センター統計資料」より)。

・症状に基づく、緊急性の有無のアドバイス・受診等の判断に関するアドバイス
・応急手当に関するアドバイス
・医療機関の案内（※９）
・関係機関等が開設する窓口等の案内

また、救急相談の対応については、緊急性に応じた５つのカテゴリーに分類されます。

①　赤カテゴリー：救急車による緊急受診
②　橙カテゴリー：少なくとも１時間以内に緊急自力受診
③　黄カテゴリー：６時間以内を目安に早期自力受診
④　緑カテゴリー：当日もしくは翌日の通常診療時間内に自力受診
⑤　青カテゴリー：経過観察

救急車による緊急受診が必要と判断された場合、電話は災害救急情報センターに転送され、救急車が出動することになります。

２０１７年における、１日の受付件数および救急相談件数をみてみましょう。

時間帯別にみると、平日の日中は受付件数、救急相談件数共に少なく、多くの医療機関が診察時間外の夜間帯に増加しています。

救急相談件数においては、20時台が平均30・6件と最も多く、最も少ない早朝４時台の平均10・1件と比べて約３倍となっています。

ことに休日においては、多くの医療機関が休診であるため、日中から件数が多くなっています。月曜から金曜までの平日と比べ、土曜・日曜は約１・２倍にもなっています。

救急相談件数においては、19時台が平均32・3件で最も多く、平日と同じく最も少ない早朝４時台の平均10・５件の約３倍となっています。

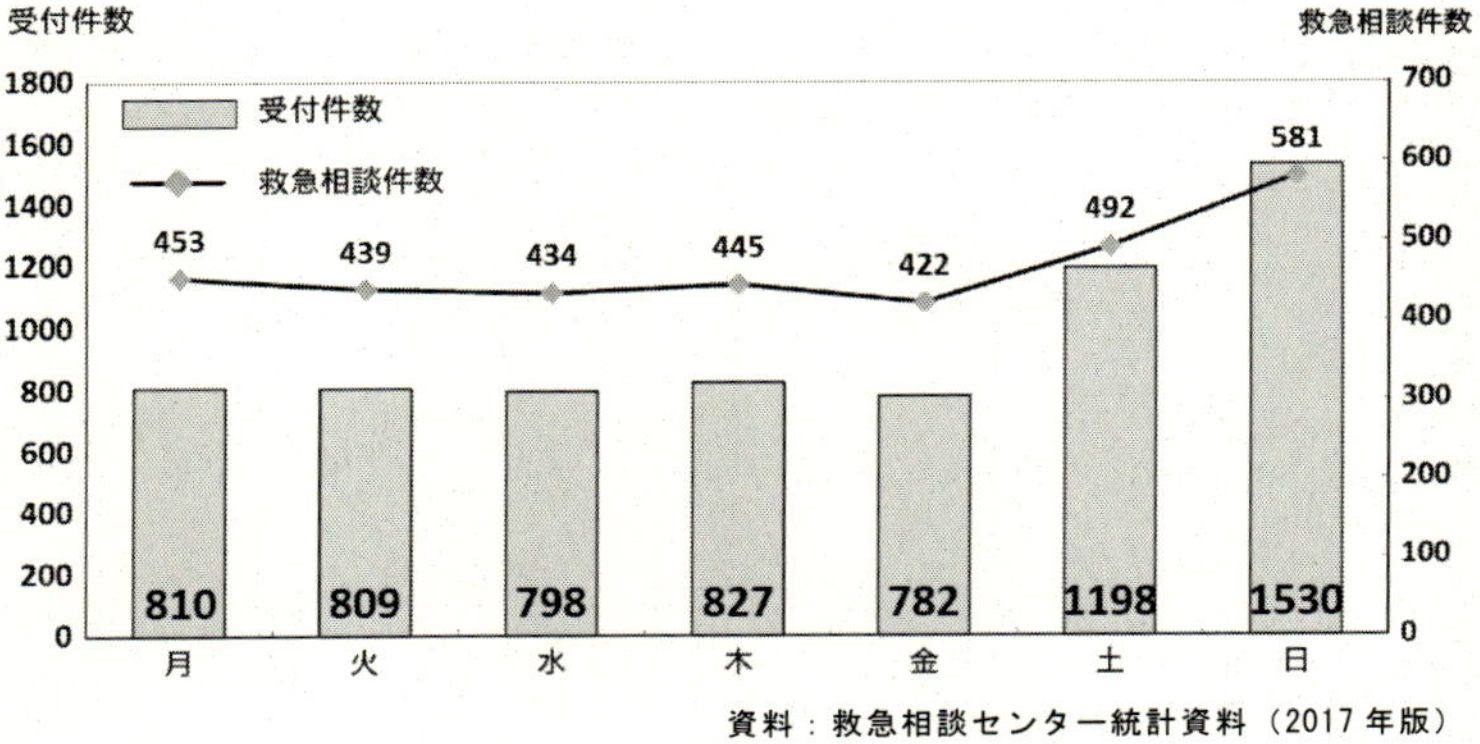


≪図 14≫「曜日別平均受付状況（１日あたり）」（2017 年中）

平日の時間帯別平均受付状況（平成２９年中、１日あたり）

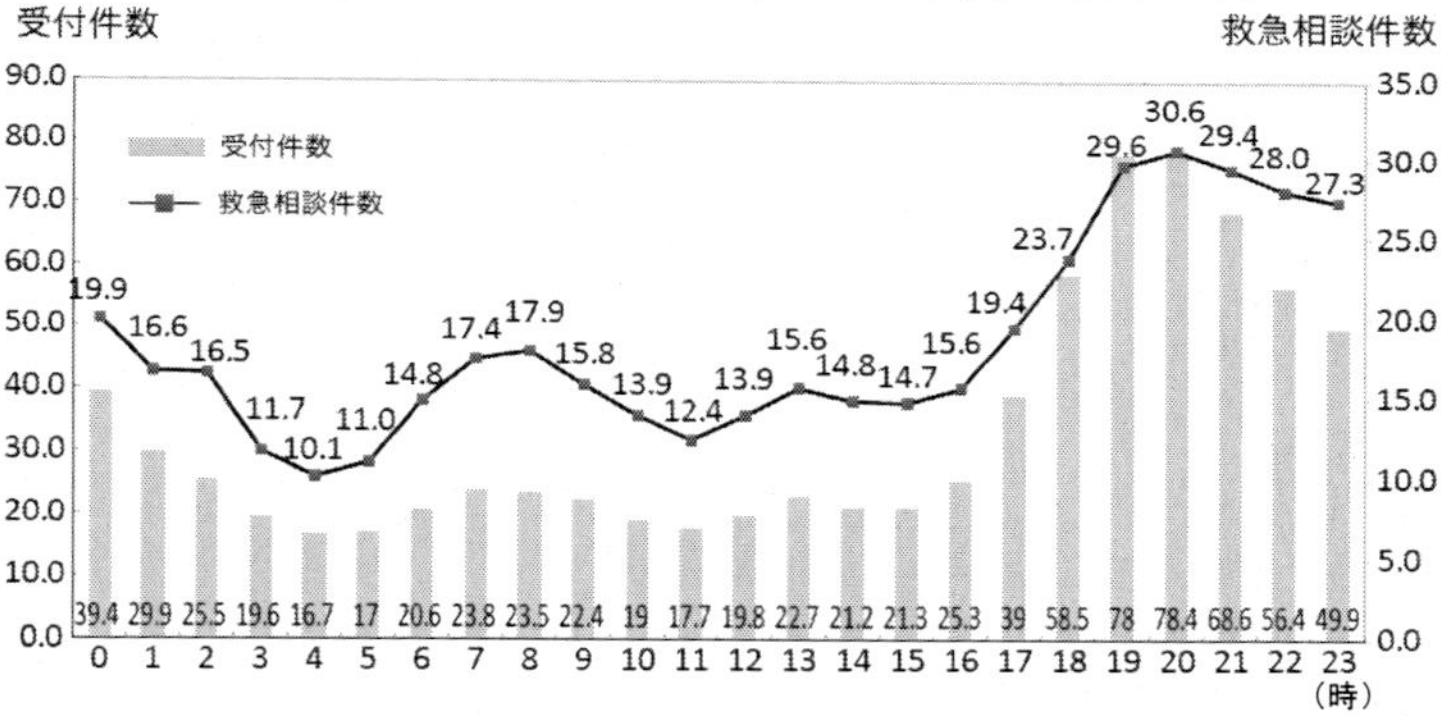


休日の時間帯別平均受付状況（平成２９年中、１日あたり）

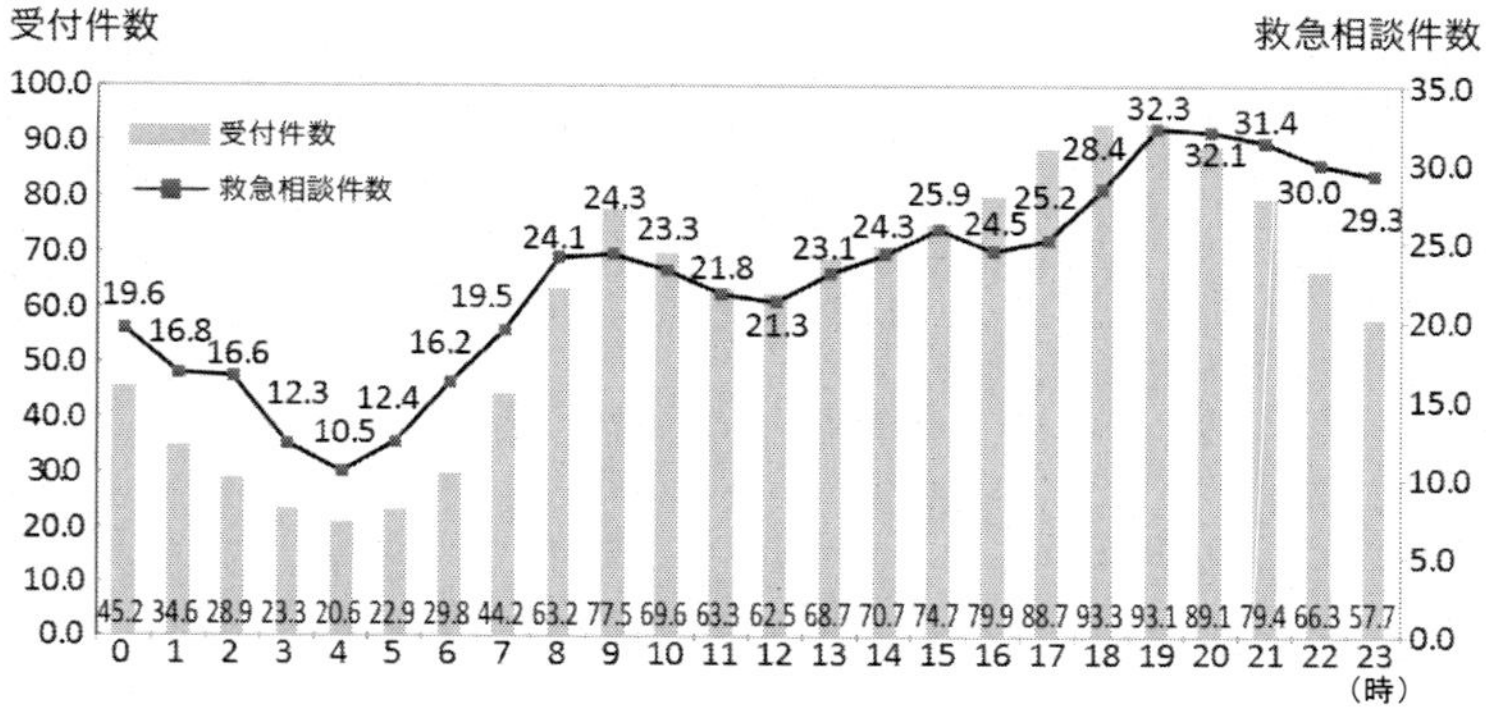


資料：（共に）救急相談センター統計資料（2017 年版）

≪図 15≫「平日および休日の時間帯別平均受付状況（１日あたり）」（2017 年中）

救急相談件数が年々増加するにつれ、相談後に119番転送となった件数も増加し、2008年と2017年を比較すると、6・7倍に増加しています。

それに伴い、病院へ搬送された後に緊急入院となった中等症以上（中等症・重症・重篤・死亡）の件数も増加。同じく2008年と2017年を比較すると、7・2倍に増加しています。また、1歳から4歳の子どもに関する相談が最も多く、9歳以下の相談対象者が全体の3割を超えています。中でも、全相談件数の1位は「小児の発熱」（8・6％）、2位は「小児の頭部外傷」（6・2％）、8位にも「小児の嘔吐・吐き気」が上がっています。

そのため、休日・夜間の急な子どもの病気やケガに対する家族の判断を、電話相談によって支援する「子ども医療電話相談」（「＃8000」全国共通ダイヤル　※実施時間帯は自治体によって異なる）もあります。

しかしながら、このような取り組みが行われている中でも、症状や緊急性の如何にかかわらず、「病院までの交通手段がない」、「どこの病院に行けばよいかわからない」からと救急車を呼ぶ人や、「明日も仕事で平日は休めない」、「日中は用事がある」からと救急外来を夜間・休日に受診する人が、いまだ後を絶ちません。

※9　東京都以外の救急医療機関の情報は、救急相談センターでは扱っていません。

## 救急搬送とコンビニ受診をなくす試み

現在、日本では119番通報に対してすべて平等に対応しているため、どのような通報内容であっても救急車は出動しますが、他国では通報内容から判定される緊急度（＝緊急度判定）に応じて、異なる救急対応がなされています。

緊急度判定（トリアージ）とは、「119番通報の時は通信指令員が患者の訴えや状態をもとに判断し、救急現場では隊員が患者を観察し、呼吸、脈拍などの情報も踏まえて決める。判定の過程や留意点をまとめた手順書を総務省消防庁が公表しているほか、独自に手順を決めている地域もある」（朝日新聞掲載〈救急の緊急度判定〉より）というもので、傷病の緊急性や重症度に応じて、傷病者の緊急度を決める基準となっています。

この緊急度判定については、日本でも2005年から体系の検討が始まりました。現在、救急相談員・通信指令員・救急隊員、それぞれを対象とした「緊急度判定プロトコル」が策定されています。

国民にも緊急度判定体系の概念を普及・推進しようと、また、家庭で自己判断してもらえるよう、前出の「救急車利用マニュアル」や「救急受診ガイド（家庭自己判断）」をはじめ、さまざまなコンテンツや支援ツールが作成されています。これによって、救急搬送を減らすことを目指しています。

「２０１０年度救急業務高度化推進検討会報告書」（消防庁）では、緊急度判定を活用した「救急安心センターモデル事業（※10）」の効果として、以下の結果がみられたと公表しています。

**・１１９番通報される緊急通報以外の件数の減少**
**・救急医療機関への時間外受診者数の減少**
**・軽症者の搬送割合の減少**

さらに、電話医療救急相談の結果、「救急出動要請が必要となり救命につながった奏功事例が多数挙げられるといった効果もみられ、地域の消防行政に対する信頼感を高めることにつながった」そうです。

このようなモデル事業実施団体や、すでに救急相談センター事業を実施している東京消

| | | |
|---|---|---|
| レベルⅠ | 蘇生レベル | 心肺停止、ショック、けいれん持続等 |
| レベルⅡ | 緊急（高） | 心原性胸痛、激しい頭痛、急性腹症等 |
| レベルⅢ | 緊急（中） | 中等度の外傷、高血圧、重い下痢等 |
| レベルⅣ | 緊急（低） | 軽い外傷、尿路感染、便秘等 |
| レベルⅤ | 非緊急 | アレルギー性鼻炎、皮膚発赤等 |

資料：消防庁

≪表９≫「救急における緊急度の定義（レベル）」

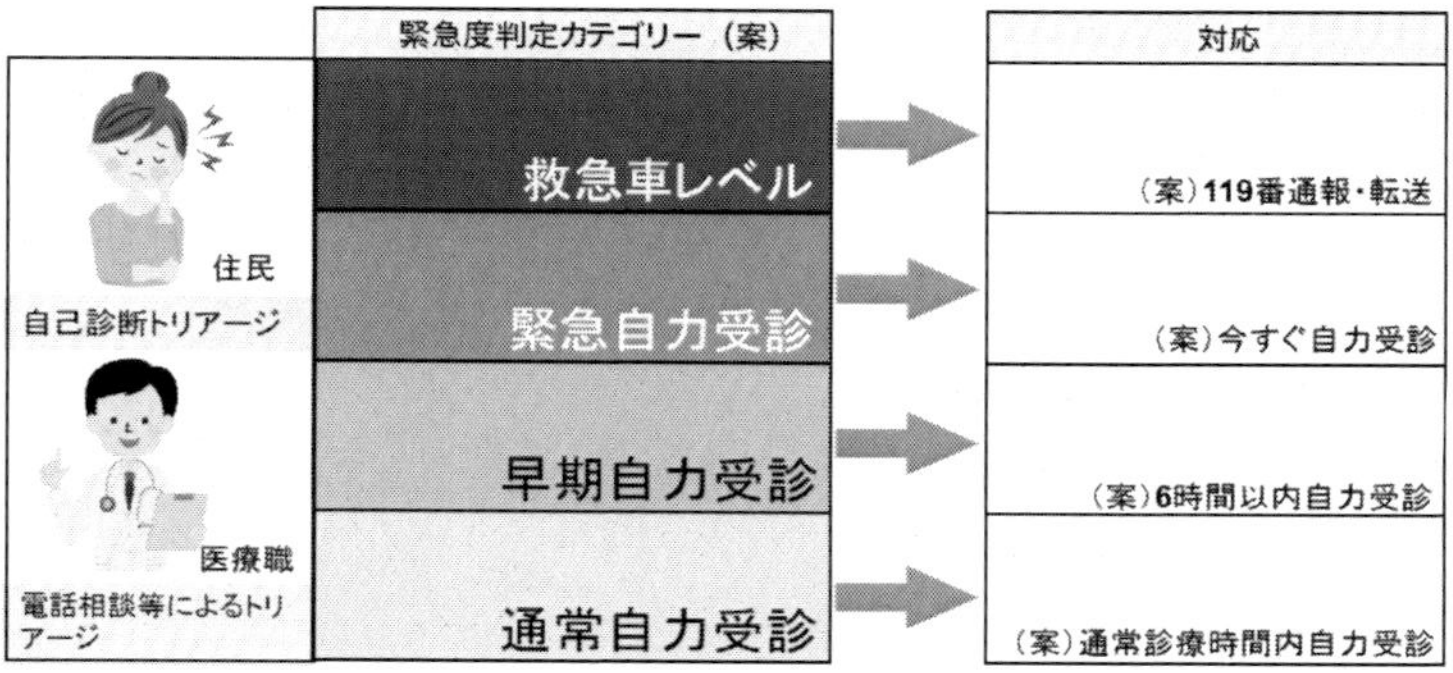


資料：消防庁

≪図16≫「各段階における緊急度判定のカテゴリーと対応」（例：家庭の場合）

防庁の取り組みを参考に、今後、全国的に救急相談体制が展開されることが期待されます。

ここで、地域の住民の協力によって「コンビニ受診」を防ぎ、地域医療を守った病院の事例をご紹介したいと思います。

１９８４年の開設以来、地域の周産期医療を担ってきた中核病院・兵庫県立柏原《かいばら》病院（丹波市）は、小児の入院を扱う市内で唯一の病院です。

丹波地域の病院群全般の〝医療崩壊〟が２００５年に始まるなか、柏原病院も例に漏れず、同院の「小児科」は存続の危機に直面していました。その原因のひとつは、軽症患者の時間外受診の多さにありました。当時の医師の当直日誌には、コンビニ受診に悩まされる医師たちの切実な声が記されています。

そして、２人しかいない小児科医のうち１人が人事で異動。現場に残されたもう１人の医師が負担に耐えかね、退職の意向を示したという記事が地元新聞に掲載されました。

この記事を目にし、小児科をなくすまいと立ち上がったのは、子育て中の母親たちでした。彼女たちが小児科の閉鎖危機を知ったのは２００７年春。自分たちの子どもを守ろうとする気持ちはもとより、「医者を守りたい！　先生の役に立ちたい！」と、「県立柏原病院の小児科を守る会」を発足したのです。
守る会では、〝住民としてできること〞をスローガンに掲げ、活動を展開しています。

**【3つのスローガン】**

**① コンビニ受診を控えよう**
**② かかりつけ医を持とう**
**③ お医者さんに感謝の気持ちを伝えよう**

1つめの「コンビに受診を控えよう」は、無理をすること、我慢をすることでは決してありません。軽症にもかかわらず、二次救急のための夜間外来を自己都合で受診することです。
守る会では、A4サイズの「小児救急冊子」を作成し、どんなときに救急車を呼べばいいのか、緊急受診が必要かどうかを判断できるフローチャート（受診の目安チャート図）によって、コンビニ受診を控えるよう住民に呼びかけています。このフローチャートには市が予算をつけ、広く配布されています。他にも、子どもの応急処置や薬剤師のアドバイスなどを掲載し、病院へ行く前の判断を助けるものとなっています。

より重症な人に診療の機会を譲るためにも、2つめの「かかりつけ医を持とう」と、普段から気軽に相談できる病院をつくって、まずはかかりつけ医で受診することを促しています。

ただし、症状を自己判断したり、悪化してからかかりつけ医を受診すると、かえって柏原病院への紹介が増えてしまうため、「コンビニ受診を控えよう」「かかりつけ医を持とう」の2つは必ず併せて伝えるよう注意を払う必要があるとしています。

そして3つめの「お医者さんに感謝の気持ちを伝えよう」は、「医者に診てもらうのはあたりまえ」、「病気は治してもらって当然」という近年の悪い風潮を正すものとして、また、医師への感謝を目に見える形にしている取り組みです。柏原病院の小児科外来の窓口に「ありがとうポスト」を設置し、集まったメッセージを小児科前の廊下に掲示して、医師へ「ありがとう」のメッセージを届けています。

さらには、住民に地域医療の現状を知って考えてもらうための映画づくりをはじめ、「#8000」(子ども医療電話相談)や「子どもを守ろう　お医者さんを守ろう」「地域医療を守るのは一人ひとりの心がけ」といったメッセージがしるされたマグネットステッカーを作成・販売しています。

また、千葉県東金市の「ＮＰＯ法人地域医療を育てる会」とコラボレーションし、絵本とＤＶＤを作成。「くませんせいのＳＯＳ」と題し、子どもにもわかるストーリーで、二次救急病院と開業医の使いわけの必要性を伝えています。

こうした活動を続けるうちに、「ふるさとの地域医療を守りたい」と考えるようになったと、守る会の代表者の方はおっしゃいます。今いる医師を大切にするには、行政に頼るだけではなく、住民自らが行動するしかないと気づいたそうです。そして、医師の働きやすい環境づくりに少しでも貢献できるよう、また、医療に理解のある地域にしていけるよう、今も取り組みを続けています。

この住民運動が功を奏し、柏原病院の１次救急患者は減少し、２次救急へとシフトすることができたことで、これまで通り周産期医療を継続することができています。また、２００８年度以降は小児科の人員を強化し、丹波地域の小児２次救急輪番制（※11）も復活させています。守る会の活動が、安心して子どもを産み育てられる地域づくりへとつながっていることは明らかでしょう。

このように地域の力、住民の協力なくして地域医療の再生はかないません。病院と地域、医者と住民が力を合わせ、パートナーシップをもって地域医療を築きあげていくことが重要なのです。

※10　モデル事業実施団体は、愛知県、奈良県、大阪市。

※11　もう一方の病院は、兵庫医科大学ささやま医療センター。

## 環境整備と国民の意識が解決への道

前述の通り、救急搬送の要請が年々増加する一方で、二次救急病院や救急指定病院は減少しています。地域の事情によっては、長距離の救急搬送や県境を越えて救急搬送を行わなければならない場合もあり、救急車の出動から病院に搬送されるまでの平均時間も徐々に遅れつつあります。

また、少子高齢化の進展、住民の意識や核家族化等の社会情勢の変化に伴い、救急利用が増大・多様化しています。今後は自力での通院が困難な高齢者の増加も予測され、救急車の出動件数が増え続けることは明らかです。同時に、救命のために早急な対応が迫られるケースも増えていくことでしょう。

そのため、この10年間で救急搬送人員を50％以上増員してはいますが、特に高齢者を中心とした軽症・中等症患者の増加が著しく、救急車の不適切な利用と見られるケースもあるため、真に緊急性のある傷病者への対応に支障が生じています。

これらを解決するために、国や自治体は救急医療体制の再構築を進め、病院単位ではすでに独自の取り組みも始まっています。

例えば、内科・小児科の開業医が輪番で初期救急を担い、多忙な救急を支えている地域もあります。搬送については、緊急性の少ない患者に対して、民間の搬送車の利用を促進。搬送業務にかかる条件を満たした民間業者に対し、各消防本部が「患者等搬送事業者」として認定する制度を取り入れています。この他にも、病院が運用する救急車（病院救急車）の活用も進められています。

このように環境整備が進む一方で、何より必要なのは、「国民の理解と協力」です。救急医療体制が効果的に機能していくためには、国民・患者を巻き込んで、医療側との信頼・協力関係を築くことが重要なカギとなります。

まずは患者の不安解消と救急医療への理解を促すために、先に述べた啓発活動や電話相談事業を推進するなど、国民一人一人に救急の現状を広く伝えていく必要があります。

国民への意識づけに役立つコンテンツの普及にも一層力を入れるなど、救急車の不適切な利用や身勝手な受診をなくし、救急車が本来の機能である人命救助のために十分な役割を果たせるよう、積極的に働きかけていきましょう。

## 《コラム⑤》

### 救急自動車を有する病院の成功例

### 24時間３６５日、「病院救急車」で早急に対応

病院が所有する「病院救急車」を活用している病院の例をご紹介しましょう。

産科・婦人科・小児科の専門病院として約60年もの間、年間３０００もの出産に立ち会う医療法人産育会堀病院（横浜市）です。この病院には、妊産婦や新生児の緊急時にも対応できる医療設備・環境が整っています。

そのひとつが、妊産婦と新生児専用の「病院救急車」です。緊急事態に備え、車内に救急設備を設置し、助産師または看護師が必ず同乗し、適切な処置を行えるようにしています。２台の病院救急車が24時間３６５日対応し、緊急との申し出があれば、妊産婦の迎えを実施しています。

さらに、予期せず自宅で産まれた新生児の同院への搬送をはじめ、生後具合が悪くなった新生児をＮＩＣＵのある病院へと早急に搬送する時にも、病院救急車が活躍しています。

２０１４年度の出動回数は、５００回以上あったといいます。

自宅出産から病院出産へと移る過渡期にあった１９５５年〜１９６５年、当時の交通事情から、出産が近づいてもすぐに病院に行けない妊婦が大勢いたといいます。

そのため、「開院して間もなく、入院する際、特に夜間の入院で、患者様の交通をどうするか」という問題が出てきたことで、初代院長の堀健一先生は送迎用に車を購入し、妊婦と家族を病院へと送り届けていたそうです。

ところが、車中で出産する事例もあったことから救急車の導入を決心し、現在に至ったといいます。今は出産後に退院する際、母親と新生児、その家族を、病院の送迎車で送り届けるサービスも併せて実施しています。

また、周産期救急医療システムが整備・運用されている神奈川県では、救急医療中央情報センターが受け入れ可能な医療機関を紹介するしくみとなっています。そのため、緊急処置が必要な場合や、大学病院などの三次救急病院へ転院させなければならない場合の搬送にも、病院救急車は役立っているといいます。

その一方で、「マンパワーが必要な時は消防の救急車に依頼し、状況に応じた選択ができる」と、２代目院長の堀裕雅先生は言います。

このように、緊急時にも臨機応変に対応できて、かつ他の医療機関とのスムーズな連携をも可能にする「病院救急車」を導入する病院が増えることが期待されます。

# 第7章

# 外科を志望する若者が少ない

**〈現状〉**

・優秀な成績で学歴重視だからと、親や先生の勧めで医学部へと進学している
・安定志向によって、若者のチャレンジ精神が低下している
・平均年齢の高い現役外科医が引退した後、後進がすぐになり代われるわけではない

ずばり！

## 「外科医の魅力を伝えること」が必要です

〈**解決策**〉

若手医師には、現場の外科医自らが、やりがいや使命感をもって働く姿を見せていくことです。また、進路を考える高校生はもとより、小中学生のうちからキッズセミナーなどでの医療体験を通じて、外科の仕事に興味を持ってもらうのもひとつの手でしょう。

## 激化する医学部受験とその背景

まずは、少子化が進む一方で、「大学全入時代」といわれる現代の子どもたちが置かれた現状を見ていきましょう。

大学進学率は年々上昇、進学者数は増加し続け、人気の高い大学や学部では競争が激化しています。その代表が、医学部をはじめとする医療系学部です。

医学・看護・薬学・歯学などの学部・学科は、かつてないほどの人気ぶりで、医学部の最高倍率が30倍を超える大学もあるようです。

医学部を例にその動向を見ると、2018年現在、医学部の総数は82校。国立大学42校、私立大学31校、公立大学8校、文部科学省管轄外の防衛医科大学があります。

2018年度実施の調査結果から、医学部を志望するセンター試験受験者は1万4882名（駿台予備学校・ベネッセ調べ）、私立大学医学部の一般入試志願者数は10万8181名（進学塾ビッグバン調べ）であったことがわかっています。ことに私大医学部の志願者数は、10年前に比べておよそ3万人も増えています（一部非公表の大学を除く）。

また、新たに開設した医学部の入学定員（東北医科薬科大学医学部100名、国際医療福祉大学医学部40名）を含め、2010年度から2017年度は次の3つ枠組みによって、定員数を9419名まで増やしています。

- **地域の医師確保の観点からの定員増（地域枠）**
- **研究医養成のための定員増（研究医枠）**
- **歯学部入学定員の削減を行う大学の特例による定員増（歯学部振替枠）**

定員増を開始した2010年度から10年の間で、およそ1500名も増えているにもかからず、医学部人気が著しいために競争倍率は高まる一方です。

同時に、難易度も上昇傾向にあります。私大医学部の入学試験の偏差値は、最低の岩手医科大学でも61、最高の慶応大学では72と非常に高い難易度といえます。

しかも、医学部定員の臨時増は2019年までとされており、2020年以降は減少してしまう可能性もあります。定員数が減少すれば当然、全体の合格者数は減ってしまうため、難易度はさらに上がることでしょう。

このように、高い競争倍率と高い偏差値の壁を突破しなければならない現状は、今後も変わらずに続くことが予想されます。

すると、成績や学歴を重視する保護者や学校・塾の先生に促され、偏差値に操作された子どもが医学部に集まってくることが懸念されます。

また、医学部人気が高まっている理由として、「安定した地位と報酬」を魅力と感じている受験生が多いことも考えられます。医師は、弁護士・公認会計士と並ぶ３大難関資格のひとつであるからと、また、医師不足が叫ばれる中にあって就職に困ることはないといった理由から、医学部進学を目指す受験生も増えるかもしれません。

先行き不透明な経済事情もあって、実際に、理系の優秀な子どもの選択肢としては、職業的に安定している医師に人気が集まっています。

ところが、いくら医学生が増えたところで、先に挙げたように「３Ｋ」（きつい・汚い・厳しい他）を理由に、外科を志す若者が少ないことに変わりはありません。

では、外科医のなり手を増やすには、いったいどうしたらいいのでしょうか？　その手立てを探っていきましょう。

## 〝外科医の魅力〟とは何か？

現在、私のように手塚治虫先生の『ブラック・ジャック』に憧れて、初めから外科医を目指して医学部を受験する子どもは、はたしてどれくらいいるのでしょうか？

しかも、医学部入学後も憧れや目標を持ったまま、外科の道へと進むとも限りません。外科医は仕事も生活もハードで、しかも、想像していたより地味な仕事が多いこともあって、正直なところ憧れだけで続けられるものではありません。

そのため、高い志を持った人が外科医に向いているといえます。

より複雑化・高度化していく医療の世界においては、外科医の修練にはひと昔前よりも一層時間がかかります。「医師は一生勉強」だという医師の声も聞かれます。

しかし、厳しい現実を乗り越えた先に、〝やりがい〟や〝喜び〟があることは確かです。だからこそ今一度、未来の医療の担い手となる子どもたちに、〝外科医の魅力〟を伝えることが大切であると、私は強く思います。

ここで、外科を志望している医学生の声を聞いてみましょう（『きみが外科医になる日』より一部抜粋）。

【外科を選んだ理由】

・とにかく、かっこいい！と思ったから
・ドキュメンタリーやドラマなどのテレビ番組、マンガの影響から
・実際に手術を通して、人の命と直接深く関わる仕事ができるから
・手術そのものにも興味が湧いたから
・ポリクリ（※12）で外科医が生き生きと仕事をしていたのを目の当たりにしたから
・ポリクリで実際に外科に行き、手術の現場や最前線にいる外科医と実際に触れ合ったから
・「忙しい」「きつい」「技術の研鑽が難しい」というイメージがあっても、自分が本当にやりたいことをやろうと決めたから

医学部の受験状況や私の心配をよそに、意外にも、医学生の外科の世界への憧れが見てとれます。

しかしながら、これまでお伝えしてきたとおり、外科医不足を解決するにはいまだ困難

な道筋の途中にあり、事実、外科医のなり手となる若者が増えているわけではありません。今は、さまざまな施策を講じ、実践していくのみであります。

今後、若手の外科医を育て、外科医療の確かな未来を築いていくには、外科医の素晴らしさやその存在意義、有益性を広く伝えていくことがカギとなるでしょう。

そこで、〝外科医の魅力〟をまずは明らかにしていきましょう。


外科医の最大の魅力は、何より、「手術で患者を治す」ことができる点にあります。

外科は、自らの手によって〝命〟に貢献できる、他の診療科にはできない仕事です。

実際に手を動かして手術を施し、患者一人ひとりを治していくことができ、手術の成果や患者への貢献度を実感しやすいといえます。

手術が無事成功し、患者が良くなる姿を見たときの喜び、達成感はひとしおです。

外科系へ進んだ医師たちの共通認識として、「手術が楽しい」という声もあります。

また、内科医と比べて、外科医は手術前後も含めて患者を診る時間が多く、「手術が丁寧・確か（うまい）」、「患者をきちんと診ている（術後の経過も診ている）」と、患者やその家族から信頼され、尊敬されることも多々あります。

患者の治療を一貫して担当することができ、そこに責任とやりがいを感じる医師も多く、オールラウンドで患者と接することができる点、病気の箇所や原因を直接診ることで、疾患を正確に把握でき、治療方針を決めやすい点も魅力です。

これには、患者の全身管理能力に長けた外科医の守備範囲の広さがものをいいます。

一方で、外科はチーム医療であるため、手術の際には執刀医のリーダーシップがいかに発揮されるかが重要となってきます。

そのため、もとから備わっている個人の適性によらず、チームで手術にあたる中で、リーダーシップと共にコミュニケーション能力も一層強化されていきます。

さらに、伝統的な外科の技術だけでなく、新しい医療技術や先端技術に触れることができる機会もあり、常に新しいものを取り入れて手技を高めていくおもしろさもあります。

新たに学べる分野が多岐にわたることも大きなポイントといえるでしょう。

たとえつらさや困難さがあっても、このように、外科医ほど十分な〝やりがい〟のある素晴らしい職業はないと思います。

※12　医学部後半に各科の勤務を実際に体験する授業。

## 〝外科医の魅力〟を幼いうちから伝える

一人前の外科医になるには10年もの月日がかかり、一人前となってもなお修練を続けていく必要があるため、実際には20年以上もの歳月を要します。

外科医になる若者が減少し続けることの影響は、今、医療現場にいる外科医がリタイアしたときに、「代わりとなる医師が育っていない」状況となって、〝手術難民〟を生じさせることに直結します。

この懸念をなくすには、近い将来の医療現場を担う若手の育成に力を入れると同時に、その先の未来を担う子どもたちが幼いうちに、医療の世界に触れる機会をつくること、教育を施すことが重要であるといえます。

これには国の支援も必要となってきますが、すでに独自に取り組んでいる大学や病院、自治体があります。

例えば、次に挙げるような、子どもたちが外科の仕事を早期体験できる取り組みが行われています。

・中学生を対象に、外科医の仕事を体験できる「キッズ外科体験セミナー」の開催
（長崎大学医学部主催）
・中高生を対象に、外科医系の仕事を実体験できるイベント、
小中学生を対象に、チーム医療のすべてを実体験できるイベントの開催
（共に、国際医療福祉大学主催）

「子どもたちが成長してから『外科医は大変だ』と思う前に、外科がどういう仕事なのかを知ってもらいたい」と、最先端の外科医療の現場に触れさせることで、外科医の魅力や使命を子どもたちに伝えています。

これらの取り組みは、子どもたちに医療福祉のありがたさや大切さを学んでもらう、何よりの機会となっています。

これにいち早く取り組まれた長崎市立病院機構理事長の兼松隆之先生は、ご自身が医学部４年生だった時のある実習をきっかけに、外科医を志すようになったといいます。

内科医だった家庭の３代目として産まれた兼松先生は、幼い頃から気が弱く、血を見る

ことは苦手だったと言います。

当然、医師を志してはいましたが、「外科医にはならないだろう」と思っていたところ、研修先の病院の外科の先生に「最後の一針を君がかけなさい」と言われたことに大変感動され、一転して「外科医になりたい」と思うようになったそうです。

当時の医学部は、まだまだ座学や講義が主体であったこともあり、「確かに私が外科医を目指したのは、この一針だった」とおっしゃっています。

この経験から、「若い医師や学生が、外科医の仕事を通じて感動するのであれば、子どもたちならもっと感動してくれるのではないか？」との思いで、２００５年に初のキッズセミナーを長崎大学で開催するに至ったそうです。

「子どもたちが医療、あるいは外科に興味を持つようになるには〝Knowing（知る）〟、〝Doing（実行する）〟〝Feeling（感動する）〟という3つのステップが必要」との考えから、キッズセミナーでは、実際に模擬手術場をつくり、子どもに手術着を着せて、自ら手を動かしてもらいます。模擬手術後には修了証書を渡し、ポラロイドで記念写真を撮るというプロセスとなっています。どの子も真剣な目で、明るく楽しく体験している姿が見られるそうです。

さらに、「田舎に住む子どもたちにも、職業体験の機会を与えたい」という思いと共に、地元の若者にももっと医療に興味を持ってもらい、「地域の医療崩壊を防いでほしい」という願いから、２回目のキッズセミナーは長崎県の五島列島の福江市で、翌年には北松浦郡で開催。２００７年には、北海道の野付郡別海町でも行っています。

このようにリアルな外科体験を通じて、いずれ外科医を目指す子どもも出てくることで、いつしか外科医不足は解消し、地域医療の崩壊をくい止めることができるかもしれません。今なお続くキッズセミナーの取り組みには賛同者も多く、ジョンソン・エンド・ジョンソンをはじめ、地元の医療機関の協力も得られているといいます。

こうした取り組みを行うことは、地域や企業とのネットワークを強めるきっかけにもなり得るため、病院にとってプラスに働くことも多いでしょう。

外科医の手術によって救われる〝命〟は、確実に存在します。

外科医であるからこそ感じることができる喜びを糧に、外科医でなければ成せない仕事、使命を全うできる若手医師が増えることを願い、私自身も後進の育成やサポートに力を入れていきたいと思います。

# おわりに

## 「外科医の〝魅力〟を発信していく」

１９６４年10月10日、東京オリンピック開会式当日にサラリーマン家庭の長男として誕生した私は、いつしか「人の命を助けて役に立てる大人になりたい」「サラリーマンではなく、社会的地位があり、人から尊敬されて、安定した高収入も得られる職業に就きたい」と考えるようになり、医師を目指すことにしました。とりわけ、手塚治虫先生の代表作『ブラック・ジャック』の主人公、天才外科医（ただし無免許医師）の間黒男（通称ブラック・ジャック）に憧れて、なんでも治せる外科医を目指しました。

他にも、外科医を選んだ理由があります。電車や飛行機の中、日常の緊急時において、「どなたかお医者さんはいませんか?」と助けを求められたときに名乗り出て、その場で大まかな処置を施すことができ、命をつなぐことができるからです。外科医の〝守備範囲〟の広さが、いざというときに役立つのです。

外科医は、病気で苦しんでいる患者さんを〝自分の手〟で治すことができます。そして、手術でしか助けられない命というのも、またあります。命と向き合う仕事は、責任も重く大変ですが、その分やりがいは十分にあります。何より、患者さんやその家族が喜ぶ顔を見ると疲れが吹き飛び、「外科医で良かった」と心底思えてきます。

そんなやりがいを感じられる外科医の数が年々減少していることには、これまでも危機感を抱いてきましたが、この傾向をどうしたら食いとめられるのか。また、外科医をどのように育てていけばいいのか。そのために具体的に何をすべきなのか、まったくわからずにいました。しかし、多くの人との出会いによって、「自分の思いを発信する」「自分の価値観を提供する」手段の1つとして、インターネットの活用や電子書籍の発行などのノウハウがあることを知り、本著を執筆するに至りました。

本著を通じて、まずは外科医の現状を広く知っていただき、なぜ外科医が集まらず、辞めていくのか？　どうすれば改善できるのか？　といったことを共にお考えいただく機会とさせていただきました。

外科医がどのように仕事に向き合っているのか、どんなことにモチベーションを感じるのかを、病院側や患者さん側にご理解いただき、外科医を取り巻く環境が少しでも良い方向へと向かうことを願ってやみません。

外科の仕事に一層集中できる環境が整うことによって、病院にも患者さんにも、より良い形で還元されることをお約束いたします。


私には、大きな夢があります。

中高生とその保護者に、外科医の魅力を伝えると共に、外科医になるための心構えやノウハウを提供し、〝子どもがワクワクして「なりたい！」と思うような外科医〟を育てていくことです。そして、育成した若手医師たちと共に、癌を撲滅することです。

そのためにも、外科医を取り巻くこの悪しき現状を改善し、若手の外科医が活躍できるステージを整えていくことが大切です。と同時に、未来の外科医となる小中高生への情報発信にも力を入れ、使命感を持った学生や研修医に外科医を目指してもらえるよう、自らが〝なりたい医師〟の姿を体現していきたいと思います。

外科医としてのやりがいや外科医療の素晴らしさを、熱意をもって伝えながら若手医師を育成していくことが、この外科医不足の現状を解消する一助になれば幸いです。

最後に、日本外科学会入会者数のデータをいただいた日本外科学会事務局の上沢さん、杉山さんに深謝いたします。

ありがとうございました。

横山義信

２０１９年５月

この度はＲｅａｄｙ ｆｏｒにてクラウドファンディング
「現役医師の挑戦！外科医業界が抱える課題を解決する書籍を出版！」にご支援をいただきまして、
誠にありがとうございました。

皆様のご支援もあり、プロジェクトが成立しました。
以下にご支援者様のお名前を掲載させていただきます。

青木宏恭様、青木由美子様、有賀行秀様、石川拓様、稲村博様、浦田クリニック様、大瀧幸久様、
門屋博史様、鎌田理恵子様、北原一平様、外科医不足を心配する一医師様、小島一徳様、
土地家屋調査士　小森秀樹様、小屋孝治様、四家久央様、清水久様、高橋聡様、中村健人様、
はこざきよしのり様、藤田ゆうこ様、卞勝人様、坊ちゃん様、増子恵子様、宮本昌貴様、
宮本威信様、茂垣徳和様、山口和宏様、吉村友伺様、横山和美様、横山孝光様、横山輝子様

ありがとうございました。

【Profile】

**横山 義信**（よこやま よしのぶ）

医学博士、外科専門医（甲状腺・乳腺・腹部外科）、消化器外科専門医（腹部外科）、消化器内視鏡専門医（胃・大腸内視鏡検査）、大腸肛門病専門医（大腸肛門疾患）、消化器病専門医（消化器内科・腹部外科）、産業医（労働者のメンタルヘルスケア）。

大腸外科手術、大腸内視鏡検査・内視鏡的治療を専門とする外科医。

富山県出身。国立富山医科薬科大学（現・富山大学）医学部卒業後、大学病院勤務を経て、フリーランスに転身。医師歴 28 年の間で、外科手術経験は約 2500 例、約 20 の病院に勤務。常磐病院（福島県いわき市）や康正会病院（埼玉県川越市）他で外科部長を務めた後、2019 年 5 月からは呉羽総合病院（福島県いわき市）にて外科部長に就任、現在に至る。

電子書籍（「医療ワンポイントアドバイス：外来受診編」は Amazon Kindle 医療部門にて第 1 位を獲得）や SNS によって、一般向けに医療についてのアドバイスを発信し続けている。

【参考文献】

◆『きみが外科医になる日』（講談社）

NPO 法人日本から外科医がいなくなることを憂い行動する会（編）

## 著者略歴

**横山　義信**（よこやま よしのぶ）

医学博士、外科専門医（甲状腺・乳腺・腹部外科）、消化器外科専門医（腹部外科）、消化器内視鏡専門医（胃・大腸内視鏡検査）、大腸肛門病専門医（大腸肛門疾患）、消化器病専門医（消化器内科・腹部外科）、産業医（労働者のメンタルヘルスケア）。

大腸外科手術、大腸内視鏡検査・内視鏡的治療を専門とする外科医。富山県出身。国立富山医科薬科大学（現・富山大学）医学部卒業後、大学病院勤務を経て、フリーランスに転身。医師歴28年の間で、外科手術経験は約2500例、約20の病院に勤務。常磐病院（福島県いわき市）や康正会病院（埼玉県川越市）他で外科部長を務めた後、2019年5月からは呉羽総合病院（福島県いわき市）にて外科部長に就任、現在に至る。

電子書籍（「医療ワンポイントアドバイス：外来受診編」はAmazon Kindle医療部門にて第1位を獲得）やSNSによって、一般向けに医療についてのアドバイスを発信し続けている。

**外科医が自然と集まる最高の病院経営 －あなたの病院で働きたい－**

2019年 6月 7日　　初版発行

著　者　**横山 義信**

定価（本体価格1,600円+税）

発行所　株式会社　日本経営センター

発売所　株式会社　三恵社
〒462-0056　愛知県名古屋市北区中丸町2-24-1
TEL 052(915)5211
FAX 052(915)5019
URL http://www.sankeisha.com

乱丁・落丁の場合はお取替えいたします。

ISBN978-4-86693-027-5 C3047 ¥1600E